埋伏歯

Impacted teeth

その矯正歯科治療と外科処置

Vincent G. Kokich
David P. Mathews

田井 規能 監訳

クインテッセンス出版株式会社　2015

Tokyo, Berlin, Chicago, London, Paris, Barcelona, Istanbul, Milano, São Paulo, Moscow, Prague, Warsaw,
Delhi, Bucharest, and Singapore

監訳

田井 規能　　岡山市 たい矯正歯科

翻訳者一覧

| 翻訳主任 |

佐藤 康守　　岡山市 たい矯正歯科

| 翻訳 |

氷室 利彦　　前 奥羽大学歯学部成長発育歯学講座歯科矯正学分野

佛坂 斉祉　　長崎大学大学院医歯薬学総合研究科歯科矯正学分野

関崎 和夫　　新潟県見附市 関崎歯科医院

里見 優　　　山形市 さとみ矯正歯科クリニック

嶋 浩人　　　石川県金沢市 しま矯正歯科

町田 直樹　　富山県砺波市 となみ野歯科診療所

池田 和央　　岡山市 たい矯正歯科

高木 雅人　　岡山市 たい矯正歯科

金尾 晃　　　岡山市 たい矯正歯科

大村 周平　　岡山市 たい矯正歯科

赤木 秀瑛　　岡山市 たい矯正歯科

笹谷 香織　　岡山市 たい矯正歯科

序

　本書は，39年間にわたりわれわれが多分野協働のもとで行ってきた埋伏歯治療を，集大成として書物の形にまとめたいと願っておられたKokich先生の熱意の産物である．埋伏歯に関する書物は，これまでほとんど世に出ることがなかった．Kokich先生は矯正歯科界最高の教育者であり，かねてより「われわれの埋伏歯症例をきちんとした形で書物にまとめたい」との強い意欲を示されていた．

　本書の最終章を仕上げるに先立ってKokich先生が世を去られたことは，誠にもって痛恨の極みであるが，先生の永年の友であり同僚でもあるPeter Shapiro先生，ご子息であるVincent Kokich Jr.先生，ご令嬢であるMary，ご令室であるMarilynより心のこもった督励をいただいて，このすばらしい書物に最後の一筆を加えることができた．

　本書には，矯正歯科医や口腔外科医が遭遇するあらゆるタイプの埋伏歯の例が網羅されている．そして，それに対する開窓法や，術後の移動に用いるべきメカニクスの詳細が，余すところなく記述されている．埋伏歯を取り扱った書物の中で，本書こそが最新・最高にして，最も系統立った書物である．本書は，埋伏歯の治療に携わる矯正歯科医，小児歯科医，歯周病専門医，口腔外科医，一般歯科医にとって理想的なものであると確信する．

　本書中にいくつかの症例が寄せられているように，米国ワシントン州ピアース郡（Pierce County, Washington）で活躍する数多くの優秀な矯正歯科医に恵まれたことは，われわれにとって幸運の至りである．彼らはすべてKokich先生を師と仰ぐ者であり，こうしてわれわれが世に稀なる遺産を残すに至ったのは，彼らに負うところ誠に大であると言わざるをえない．

　Kokich先生こそ，矯正歯科医・教師として，世界に冠たる真髄的存在であった方であり，このたび「真髄」を社名として冠するクインテッセンス出版が，縁あってこのわれわれの仕事を芳醇なる果実として世に出してくれたことは，誠にもってその名にふさわしい美挙と言えよう．

心からの感謝をこめて
David P. Mathews

監訳者のことば

　本書は，世界の矯正歯科医のリーダーであり，教育者であったDr. Vincent G. Kokich，および彼と40年近く協働で治療を行った歯周病専門医Dr. David P. Mathewsにより共同執筆された，埋伏歯治療の集大成である．Dr. Kokichのご存命の際，埋伏歯症例に関する書籍の執筆を熱望されていたことは記憶に新しく，遺作となった本書は，その完成度から今後も矯正歯科界に長く影響を及ぼし続ける遺産であることを確信している．

　内容的には，日常の臨床において遭遇するあらゆるタイプの埋伏歯が網羅されており，それに対する審美面・機能面を考慮した具体的な処置法，埋伏歯の移動に用いるべき詳細なメカニクスや失敗例を含む術後長期の予後などが，余すところなく，膨大な口腔内写真を用いて簡潔に説明してある．

　そもそも，埋伏歯は比較的高頻度でみられる歯の位置異常のひとつであり，咬合状態にさまざまな影響を及ぼす．局所的な不正咬合のみならず，歯列の発育に対して障害を与え，さらに審美的・機能的にも問題となることが少なくない．したがって埋伏する可能性がある歯の萌出状態の経過観察や埋伏歯の萌出誘導，抜歯などは，個性正常咬合の確立のために重要な処置であると考えられる．しかしながら，これまで埋伏歯の誘導，長期の予後を含む管理に関連する矯正歯科治療や外科処置について詳述した書籍は，きわめて鮮少である．

　以上のことから，序文でもDr. Mathewsが述べているように，本書籍は「埋伏歯を取り扱った書物の中で，最新・最高にして，最も系統立った書物」であるといえ，埋伏歯の治療に携わる矯正歯科医，口腔外科医のみならず，小児歯科医，歯周病専門医，一般歯科医にとっても大変有用な書籍であるといえるであろう．

　このような名著の監訳の機会を得たことに対して深く感謝するとともに，故Dr. Kokichに敬意を表する．

　なお，本書の翻訳は翻訳者の先生方の力添えなしでは成し得なかったものである．特に当院の佐藤康守先生には，翻訳主任として多くの労をとっていただいた．この場を借りて御礼申し上げる．

2015年1月
翻訳者を代表して

田井　規能

Contents

序 *iii*

監訳者のことば *iv*

1. 上顎中切歯の埋伏 — *1*
2. 上顎犬歯の唇側への埋伏 — *29*
3. 上顎犬歯の口蓋側への埋伏 — *73*
4. 下顎犬歯の埋伏 — *105*
5. 小臼歯の埋伏 — *117*
6. 大臼歯の埋伏 — *143*
7. 合併症と後遺症 — *157*

さくいん *175*

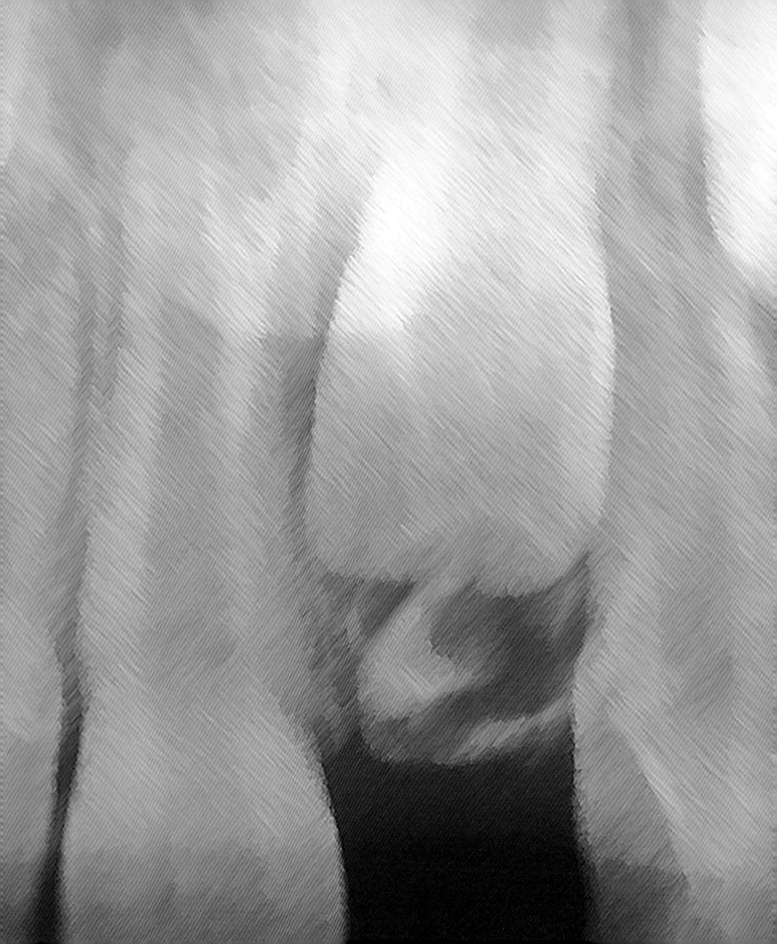

上顎中切歯の埋伏 1

病因

　埋伏が最も頻繁に生じるのは下顎第三大臼歯であり，次いで上顎犬歯，下顎第二小臼歯，上顎中切歯の順である[1]．上顎中切歯埋伏の原因については，これまでに叢生[2]，外傷[3,4]，歯根湾曲[5-9]，歯牙腫[10,11]や歯原性嚢胞[12]あるいは過剰歯（正中歯）[13-16]の存在等が挙げられている．

　これらのうち，過剰歯は上顎正中部，すなわち両側中切歯のちょうど中間に位置することがある．その場合，過剰歯は中切歯の萌出路の障害物とはならないため，過剰歯を含むすべての前歯が正常に萌出してくる可能性がある．こうしたときには，過剰歯を抜去して両側中切歯間の空隙を矯正歯科治療で閉鎖する対応となる．

　しかしながら，大多数の症例において過剰歯は上顎正中から側方にずれた位置にあり，そのために過剰歯の存在する側の中切歯にとって萌出の障害となる．また過剰歯が複数存在する場合は，中切歯が両方とも埋伏に陥る可能性がある（図1-1）．

　過剰歯が早期に発見されて抜去されれば[17]，中切歯が自然に萌出してくる場合もある（4ページ図1-2）．しかし抜歯の方法，ならびに周囲組織への損傷の範囲次第では，中切歯の自然萌出が阻害され中切歯は埋伏に陥る．Marksら[18-22]は一連の報告の中で，正常な萌出を誘導するうえで歯嚢が健全に維持されることの重要性を強調している．彼らは，発育途上の歯胚のさまざまな部分に意図的・選択的な損傷を与えることで，損傷によって歯の萌出過程が障害を受け，歯が埋伏に至るかどうかを実験で検証した．その結果，未萌出歯の歯根あるいは歯冠各部位に損傷を与えても歯の萌出障害は生じなかったが，歯嚢に損傷を与えたり歯嚢を取り去ったりすると，萌出運動が停止するに至った．Markらの述べるところによると，どの歯にとっても正常な萌出運動を誘導するうえで歯嚢の健全性がきわめて重要であるという．

　つまり，歯嚢を損傷することなく過剰歯を抜去できれば萌出阻害は回避でき，埋伏した中切歯は自力で萌出できるはずである．その経過を図1-2に示す．

　これは7歳8か月児の症例で，上顎左側中切歯ならびに両側の上顎側切歯は萌出していたものの，上顎右側中切歯は未萌出であった（図1-2a）．エックス線写真を見ると，過剰歯が明らかに上顎右側中切歯の萌出路を塞いでいた（図1-2b）．

　これに対し，乳中切歯を抜去することも発育中の上顎右側中切歯の歯嚢を損傷することもなく，歯肉を切開，唇側に弁を挙上して過剰歯の位置を確認し，過剰歯を抜去したうえで弁を戻した．上顎右側中切歯は自然萌出に任せた．

　1年後，上顎右側中切歯は矯正歯科治療を要することなく自然に萌出した（図1-2c）．

　つまり，過剰歯を早期に発見し，埋伏している中切歯の歯嚢に悪影響を及ぼすことなく抜去することができれば，低位にある歯は自然に萌出するはずである．

図1-1　複数の過剰歯がみられた症例

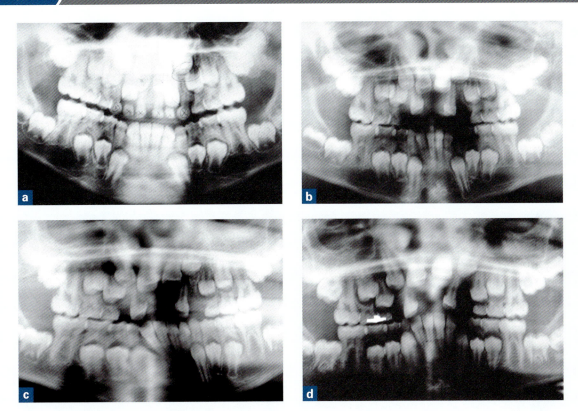

a：この小児症例では，上顎中切歯切端側に2本の過剰歯がみられた．
b：これに対し，上顎切歯の萌出を促す目的で，過剰歯の抜去と同時に上顎の6本の乳前歯の抜去を行った．
c，d：ところが抜歯時に中切歯の歯嚢に損傷が生じたため，側切歯は萌出したものの中切歯は埋伏となった．

1 上顎中切歯の埋伏

> **図1-2** 過剰歯を抜去することで自然萌出に向けた好循環を得た症例

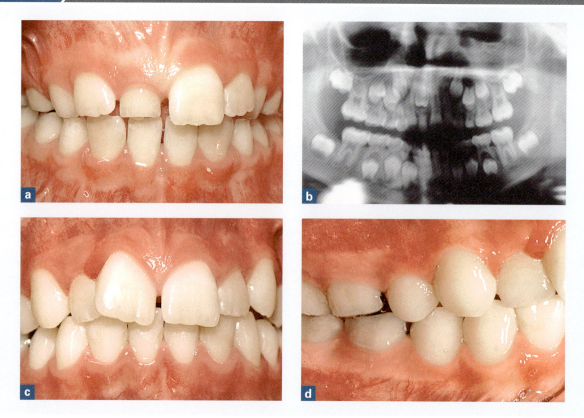

a：患者は7歳8か月の女児で，上顎右側中切歯が歯槽内に埋伏していた．
b：パノラマエックス線写真によって，1本の過剰歯が中切歯の萌出路をブロックしていることがわかった．それを解消する目的で行った過剰歯の抜去は，中切歯の歯囊を損傷することなく実施できた．
c：その結果，上顎右側中切歯はその他の処置を行うことなく自然萌出をみた．
d：咬合は問題のない状態で推移し，患者の両親は矯正歯科治療に移行することを希望しなかった．

　しかし時に，過剰歯と中切歯が近接しすぎているために，埋伏中切歯の歯囊の損傷が不可避な場合もある．あるいはまた，歯牙腫や歯原性囊胞があって，それが中切歯歯冠にきわめて近接しているといった場合もあろう．歯牙腫や囊胞の摘出は往々にして中切歯歯囊を損傷し，中切歯の萌出運動の停止につながる．さらには，重度の歯根湾曲によって歯の萌出路にずれが生じて歯槽内で歯が斜めになり，その結果として中切歯が埋伏に陥るといった症例もある（18ページ図1-9）．

　中切歯の歯根形成状況に問題のないことが前提ではあるが，これらのいずれの場合においても，当該病変に対する手術を行う際に，埋伏中切歯の開窓術を同時に施行するのが最良の選択である．

術前の矯正歯科治療

　埋伏している中切歯は，多くの場合混合歯列期に発見される．他の中切歯や側切歯がすべて萌出しているにもかかわらず，問題の中切歯だけが未萌出という状況である．

　埋伏中切歯の自然萌出を誘導する第1のステップは，過剰歯の抜歯である．過剰歯を抜去しても中切歯が自然萌出しないようであれば，これを誘導するための矯正歯科治療が必要になる．

　具体的には，萌出している側の中切歯と両側側切歯にブラケットを装着するという方法である．これだけで，一般的には埋伏中切歯を誘導するうえで十分な固定源となりうる．ただこの3本の切歯が埋伏部位に向かって倒れ込んでいるような場合は，オープンコイルスプリングで空隙を設ける必要がある．その場合は，上顎第一大臼歯にバンドやブラケットを装着し，これを矯正歯科治療の固定源として組み込むことが必要となる．

　空隙が確保されたら，上顎に角型の固定用ワイヤーを装着する．このワイヤーにはループが組み込まれることもある．このループは，開窓術の際に埋伏中切歯に接着するアタッチメントと連結するためのものである．患者はこの段階で口腔外科医のもとへ送られ，埋伏歯の開窓術が施行される．

開窓の方法

　埋伏した上顎中切歯に対する開窓法には，4種類ある．すなわち，「歯肉切除術（組織を単純に切除する方法）」「歯肉弁根尖側移動術（apically positioned flap，6ページ，以下APF）」「閉鎖誘導法（closed eruption technique，11ページ）」「外科的再植術（20ページ）」である．中切歯は通常唇側に埋伏するが，開窓法の種類を決定づけるのは埋伏歯の上下的な位置のほうである．適切な方法を選択することで，初めて矯正歯科治療による埋伏歯誘導後の安定性や審美性が確保される．

　唇側に埋伏している中切歯の大部分は，閉鎖誘導法で開窓を行う[23]．埋伏中切歯は，時には隣在歯のセメント－エナメル境（以下CEJ）付近，あるいはそれよりわずかに切端側に位置していることがある．その場合，もしも付着歯肉が十分な幅で存在するようであれば，歯肉切除術の選択も可能である．APFでは安定性や審美性に問題が生じるため，筆者らは上顎中切歯の開窓にAPFの使用を推奨しない．

歯肉切除術

　歯を露出させた後，歯の周りに3mm以上の歯肉が残るようであれば，歯肉切除術を施行できる可能性が出てくる．歯肉切除術では，埋伏歯の歯冠を被覆している組織の2/3を切除することになる．その際，歯が再度組織で埋もれてしまわないように，露出面にアタッチメントや包帯材のうちの一方あるいは両方を置くことがある．

　ただ，上顎中切歯の開窓にこのやり方が適応となる例はほとんどない．多くの場合，埋伏歯は歯肉歯槽粘膜境の高さ，あるいはそれより上方に位置する．それに対して歯肉切除術を行ってしまうと，歯肉の大部分を切除することになり，歯の唇側に十分な量の付着歯肉が残らないことになってしまうからである（次ページ図1-3）．

図1-3 上顎左側中切歯に歯肉切除術を用いた症例

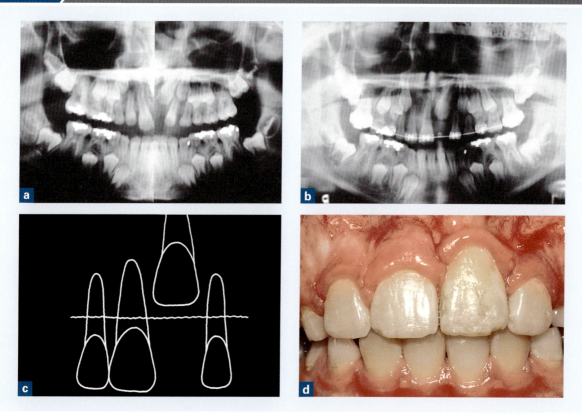

a：患者は8歳6か月の男児だが，上顎左側中切歯が未萌出であった．咬合に問題はないものの，右側中切歯は近心に倒れ込んでいた．
b：埋伏している上顎左側中切歯の誘導余地を確保する目的で矯正歯科治療を開始したが，6か月が経過しても埋伏歯は萌出しなかった．
c：埋伏している中切歯の切縁の高さが，歯肉歯槽粘膜境より上方にあることを示す．この歯の開窓には歯肉切除術が用いられ，矯正歯科治療によって適正な位置に移動された．
d：矯正歯科治療が終了した段階で，左側中切歯の歯肉縁の高さは右側中切歯より上方に位置していた．加えて左側中切歯の歯肉縁は巻き込んだような形態で肥厚しており，審美的観点からも問題がみられた．

歯肉弁根尖側移動術（APF）

埋伏した上顎中切歯に対する第2の開窓術はAPFである（図1-4，9ページ図1-5）．この手法は，埋伏した上顎中切歯を覆う歯肉を根尖側に移動させて留めるというものであり，術前の段階で十分な量存在した付着歯肉の幅が，開窓術を行うことで失われてしまう恐れはない．しかしこの手法には，再び歯が圧下するなどの後戻りの問題，ならびに審美性の問題がみられる[24]．そのため筆者らは，もはやこの手法を上顎中切歯の開窓に応用することはなくなっている．

唇側上方に埋伏した中切歯にAPFを用いてしまうと，両側中切歯の歯肉縁の高さに不揃いが生じてしまいがちである．図1-4に，そのような結果が生じてしまった症例を示す．

図1-4　水平埋伏の上顎中切歯にAPFを適用した症例

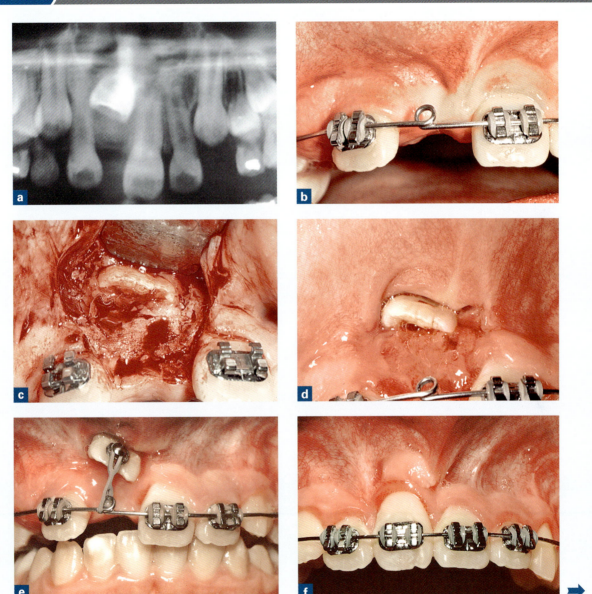

a：治療前のエックス線写真．埋伏した上顎右側中切歯は歯軸が90°傾斜していた．
b：隣在歯にブラケットを装着し，上顎右側中切歯を誘導するための十分な量の空隙を確保した．
c：弁を反転・挙上させ，被覆した歯槽骨を除去して歯冠を露出させた．
そして弁を根尖側に移動させた位置で縫合固定することで，埋伏歯を開放状態とした．
d〜f：開窓術の3週間後にエラスティックチェーンで当該歯の牽引を開始し，その後ブラケットを装着して歯冠・歯根の位置づけを図った．

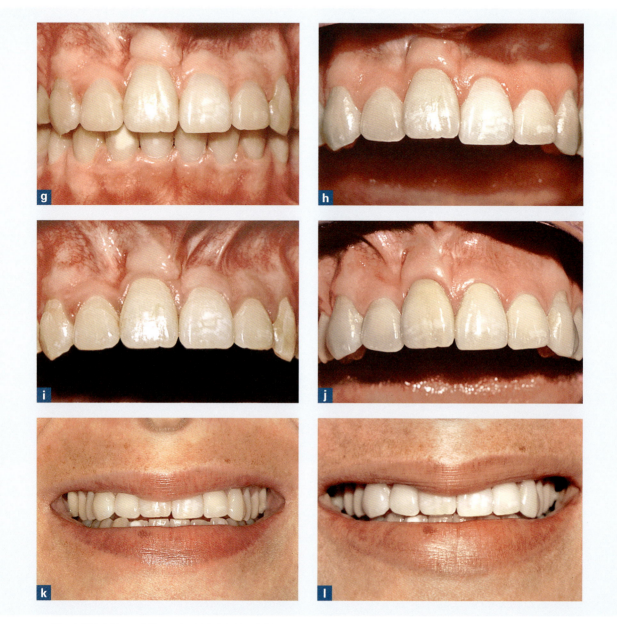

g：矯正歯科治療終了の段階で，上顎右側中切歯の歯肉縁の位置は上顎左側中切歯よりも上方にあった．
加えて上顎右側中切歯の歯肉はかなり厚く，審美的にも問題があった．
h：矯正歯科治療後5年の段階で，上顎右側中切歯には沈み込みが生じていた．
この後戻りはおそらく粘膜の牽引力（"偽小帯"：pseudofrena）によるものと思われた．
i：そこで再治療を実施し，切縁のラインを再度合わせた．
j：25年後，再び上顎右側中切歯に沈み込みが生じており，歯肉縁の位置も不揃いだった．
k，l：gの矯正歯科治療後5年（**k**），同じく25年（**l**）のスマイル写真．どちらも切縁のラインの不揃いがはっきりと認められる．

図1-5　唇側に埋伏した両側中切歯の開窓にAPFを用いた症例

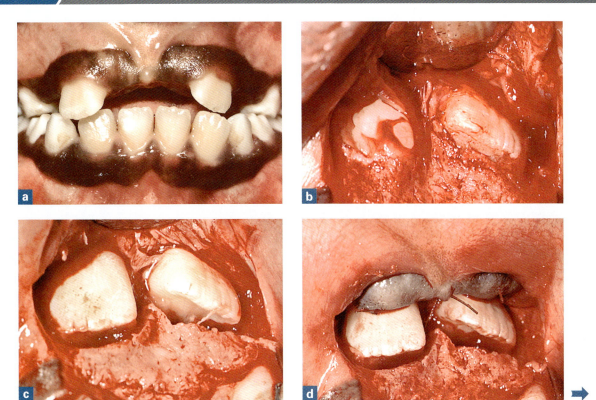

a：過剰歯抜去後1年を経過しても，中切歯は萌出しなかった．
b：歯槽頂部の切開とその両端に加えた縦切開によって有茎弁を反転・挙上し，両側埋伏歯を露出させた．
c, d：被覆した歯槽骨を除去して埋伏歯2本の歯冠を広く露出させたうえで(c)，歯が露出した状態に維持されるように，弁を根尖側に移動させて縫合した(d)．

　図1-4の症例では，上顎右側中切歯は適正な位置に移動したが，歯肉縁の位置は左側中切歯よりも上方になってしまっている（図1-4f, g）．筆者らは唇側に埋伏している歯の開窓を行う場合のほとんどで閉鎖誘導法を用いるが，その理由の1つがこの症例に示したようなことである．つまり閉鎖誘導法を用いれば，もともとあった歯肉の構造に変化を加えることなく，そのままの状態を維持できるのである．

　閉鎖誘導法を用いないのは，中切歯が傾斜の異常をともないつつ唇側に埋伏している場合である．そのような症例では，開窓術後も歯を開放した状態に保つ必要がある．こういう状況ではAPFを用いる必要があり，この方法を用いることによって初めて，歯を適正な位置に誘導するのに適した矯正歯科治療のメカニクスが使用可能になる．

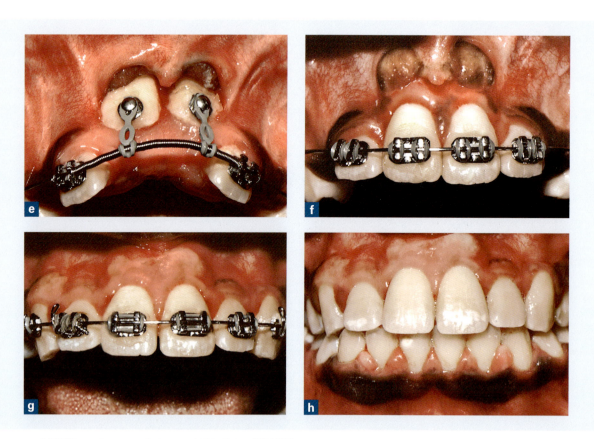

e：6週間後，エラスティックチェーンを取り付けて牽引を開始した．
f：矯正歯科治療開始から1年後，歯の配列が整った．ただ歯肉組織はだぶついて上方にずれ込んだ状態であり，また歯肉歯槽粘膜境のラインにも乱れが見られた．
g：だぶついた余剰組織を除去する歯肉形成術が施行された．組織本来の色調に変化が見られることに注目されたい．
h：2年後，当該歯は安定した状態が維持されている．

閉鎖誘導法（closed eruption technique）

埋伏した上顎中切歯に対する第3の開窓法は，閉鎖誘導法である[23-27]．これは，弁を反転・挙上して埋伏歯を露出させ，アタッチメントを接着したうえで弁を戻し，歯槽頂部を通す形で歯を引き出すという手法である（次ページ図1-6, 15ページ図1-7）．本法は，誘導した歯の歯肉が最も自然に見えるよう誘導できるやり方である[25,28,29]．この方法では通常，歯冠長は埋伏していなかった反対側の中切歯と一致し，審美的に最も優れた結果が得られる．本法を用いることで，誘導した歯が後で再び沈み込む問題も回避することができる．

本法について，図1-6を用いて説明する．これは，上顎左側中切歯の切端側に過剰歯が1本見られた症例である（図1-6a）．萌出している3本の上顎切歯にブラケットを装着し，埋伏している左側中切歯に見合った大きさの空隙を確保した（図1-6b, c）．埋伏部位の歯槽頂に沿って切開を加えた後，その切開線の両端に縦切開を延ばし（図1-6d），歯槽頂部を先端とする全層有茎弁を反転・挙上した．それから過剰歯の位置を確認したが（図1-6e），過剰歯は埋伏中切歯の歯嚢と交通していた．さらに過剰歯抜去の際に歯嚢に穿孔が生じた（図1-6f）．歯嚢の健全性が失われたため，埋伏中切歯は自力での萌出が望めない状況となった．そのため埋伏歯に開窓術を実施した．

通常，埋伏歯には歯の一部を被覆する薄い殻状の骨が存在する．歯冠の約2/3を露出させ，鋭匙と外科用ラウンドバーを用い，適切な形で骨除去を行った．手術部位は，サージセル（米国・Ethicon社）やヘモデント（米国・Premier社）といった酸化セルロースの可吸収性局所止血材を用いて，周辺組織からの隔離を図った．そして歯面にエッチングとボンディング処理を行った．手術部位をクリーンで乾燥した状況に保つことは必要不可欠であるが，経験を積めば，アプローチがきわめて難しい場所にある歯の開窓術の場合でも，止血や患部の乾燥といった条件は十分達成可能である．

ボンディング材をつけ硬化させたら，すぐにボンディング作業に移ることができる．もしボンディング材を固めた後に血液や組織片で患部が汚染してしまったら，アルコール綿で拭ってきれいにすることも可能である．ここまで処理を行えば，歯面に小さなクリートを接着しそこにチェーン（本書では特記のない限りすべての症例に金製を用いた）を連結する作業が可能となる．場合によっては，チェーンを歯に直接接着することも可能である（図1-6g）．

チェーンは輪の小さいものを使用し，埋伏歯が誘導されるにしたがい先端を少しずつ除去する形で使用する．また，チェーンの性質としては，破断を防ぐために十分な展性をもち，かつ力を作用させた時に伸びてしまわないように十分な硬度も備えている必要がある．歯種ごとに用意された既製のチェーン付きアタッチメントも市販されており（米国・DENTSPLY GAC社），これを用いれば埋伏歯へのボンディングが容易に行える．適切な大きさの輪をもった14カラットゴールドの交換用チェーンも有用である．

その後有茎弁を元の位置に戻し，縫合を行う．チェーンは弁で覆い，歯槽頂の切開部から口腔内に出す形とする（図1-6h）．チェーンは隣在歯のブラケットに結んで留める．細めのリガチャーワイヤーあるいはエラストメリックスを用いれば，チェーンを確実にブラケットに留めることができる．術後1～2週間も経てば，埋伏歯の牽引を開始することが可能となる．

1 上顎中切歯の埋伏

図1-6 閉鎖誘導法

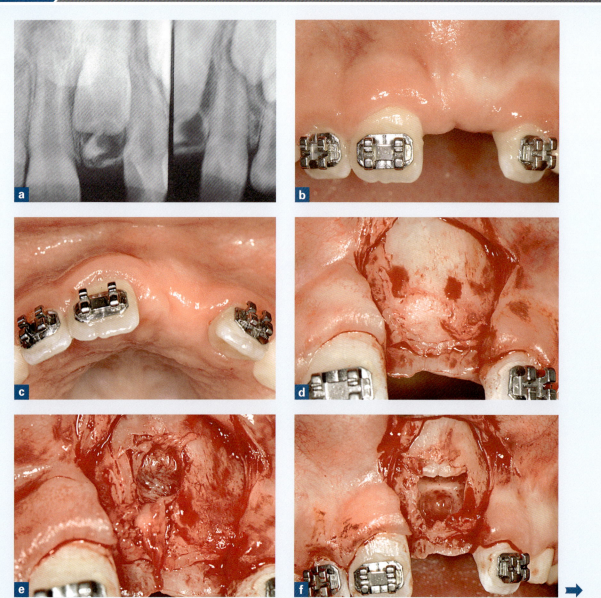

a：エックス線写真では，1本の過剰歯と唇側に埋伏した中切歯の存在が確認された．
b，c：ブラケットを装着し上顎左側中切歯を誘導するのに必要な空隙を確保した．
d：歯槽頂からの有茎弁を反転・挙上させたが，過剰歯ならびに左側中切歯は歯槽骨内にあり，視認できなかった．
e：鋭匙を用いて唇側の薄く被覆した歯槽骨を除去し，過剰歯を確認した．
f：過剰歯を抜去したことで，埋伏していた上顎左側中切歯が確認できるようになった．

開窓の方法

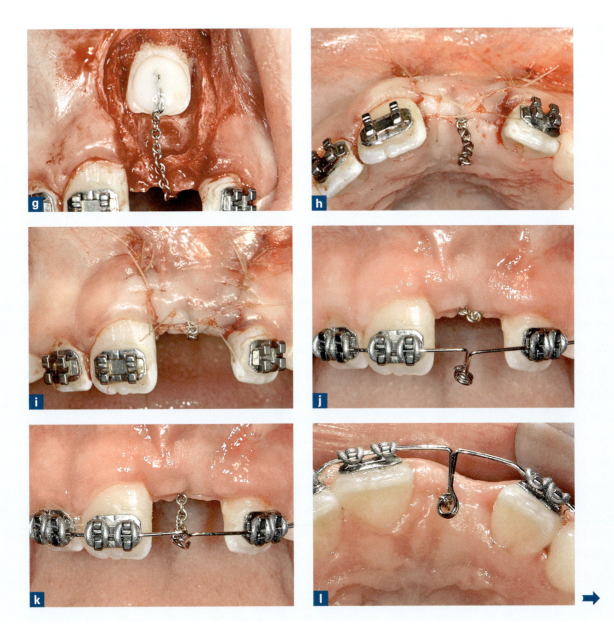

g：中切歯の歯冠を被覆する骨を除去し，唇側面にチェーンを直接接着した．
h，i：弁を戻して縫合し，チェーンは歯槽頂の切開部から出る形とした．
j：6週間後，バリスタスプリングを装着したが，まだ結紮は行わず，力は加わらない状態とした．
k：バリスタスプリングをアクチベートしてチェーンに結紮した．
l：咬合面から見ると，アクチベートされたスプリングが歯槽頂方向への力を発揮していることがわかる．

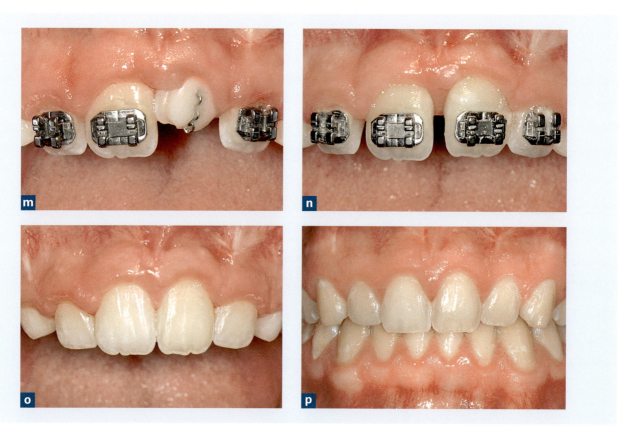

m：埋伏した上顎左側中切歯は，歯槽頂を通る形で誘導された．歯肉縁は上顎右側中切歯と同じ高さにあった．
n：矯正歯科治療のフィニッシングを行うため，ブラケットを装着した．
o：矯正歯科治療終了の段階で，上顎左側中切歯部の歯肉歯槽粘膜境は正常な状態が保たれ，"偽小帯"もみられなかった．
p：5年後，両側中切歯の歯肉縁の高さは一致しており，歯の沈み込みもみられなかった．

（矯正歯科治療の症例写真はDr. Vince Kokich Jr.〔Tacoma, Washington〕のご厚意による）

図1-7　唇側に埋伏した上顎中切歯に閉鎖誘導法を適用した症例

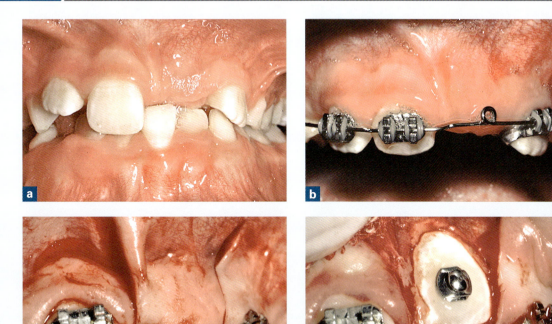

a：10歳児の症例．上顎左側中切歯が未萌出であった．
b：矯正歯科治療を開始し，上顎右側中切歯と上顎左側側切歯との間に十分な空隙を確保した．
c, d：歯槽頂から有茎弁を反転・挙上し，埋伏している上顎左側中切歯の唇側面にボタンを接着した．

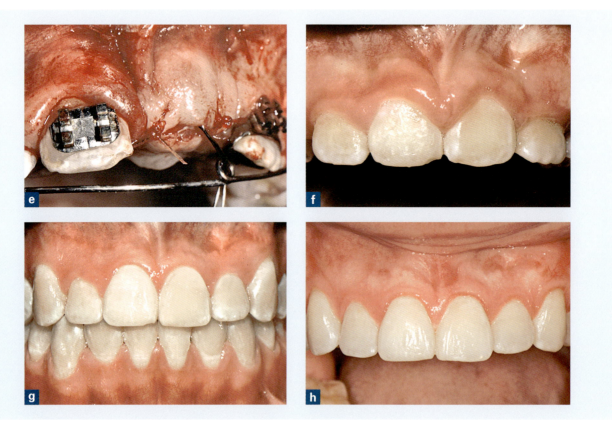

e：弁を戻し縫合した．埋伏歯の誘導にはエラスティックチェーンを用いた．
f：矯正歯科治療により，埋伏中切歯は歯槽頂から牽引誘導された．両側中切歯の歯肉縁の高さは一致していた．
g：矯正歯科治療の第2期治療が終了した段階でも，両側中切歯の歯肉縁は同じレベルが維持されていた．
h：矯正歯科治療後25年．歯肉縁と切縁は安定した状態が維持されていた．

図1-8　エックス線写真における埋伏中切歯の位置の把握について

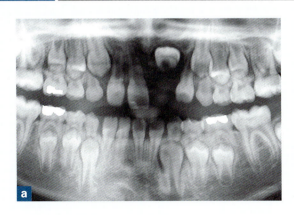
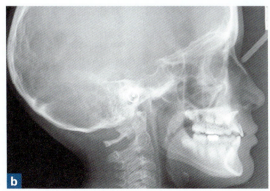

a：上顎中切歯が歯槽内で水平に埋伏しているような場合，パノラマエックス線写真では歯根・歯冠の位置関係を把握することが困難である．
b：外科的な開窓術に先立って埋伏歯の位置をきちんと把握するために，歯科用コーンビームCT(以下CBCT)画像やセファログラムが有用である．

　閉鎖誘導法は，唇側の口腔前庭上方に歯が埋伏しているような場合でも適用可能である（図1-8）．次ページ図1-9の例では，上顎右側中切歯が口腔前庭の上方，前鼻棘基部近くに埋伏していた．この歯は水平位だったこともあって，外科的アプローチが容易ではなかった（図1-9a, b）．

　はじめに上顎の3本の切歯にバンドを装着して歯の配列を整え（図1-9c），埋伏している右側中切歯の誘導余地を確保し（図1-9d, e），開窓の準備完了とした．筆者らは，本症例の場合ではAPFを応用することは好ましくないと考え，閉鎖誘導法を選択した．

　埋伏歯部分の歯槽頂に切開を加え，有茎弁を反転・挙上した．被覆した歯槽骨の除去を適切な形で行ったことで埋伏歯の舌側面が視認可能となったが，唇側面へのアプローチはいまだ不可能であった（図1-9f）．そこでチェーンを舌側面に接着し，弁を元の位置に戻した．矯正歯科治療で適切な力を加えれば，歯は正常な萌出パターンへと誘導され，歯槽頂部から口腔内に出てくることになるはずである．そして十分な量の付着歯肉が残り，歯肉縁も他側の中切歯と審美的に調和のとれた状態となる．このように複雑な埋伏様相を呈する症例には，埋伏中切歯の外科的再植術を使用する選択肢も考えられる．

図1-9　水平埋伏の上顎右側中切歯に閉鎖誘導法を応用した症例

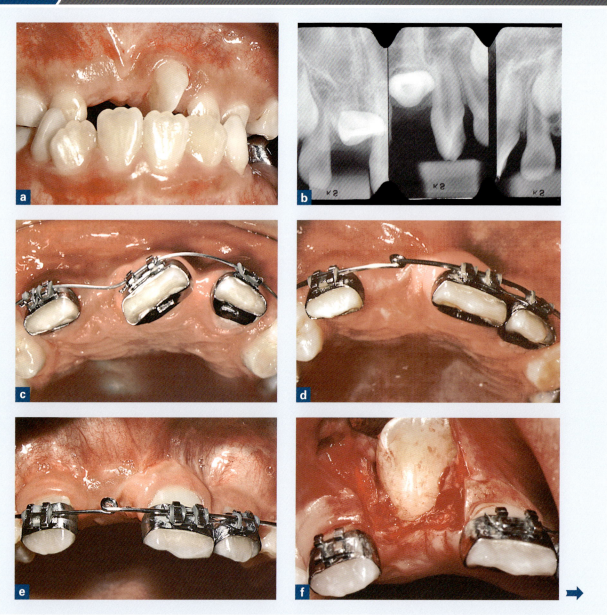

a：上顎右側中切歯は90°回転して水平に埋伏していた．上顎左側中切歯は捻転をともない，反対咬合を呈していた．
b：治療前のエックス線写真を見ると，右側中切歯は切縁を唇側に向けた水平位の状態にあった．
c～e：ブラケットを装着して歯の配列を整え，埋伏している上顎右側中切歯の誘導に十分な空隙を確保した．
f：歯槽頂から有茎弁を反転・挙上し，埋伏歯を露出させた．

開窓の方法

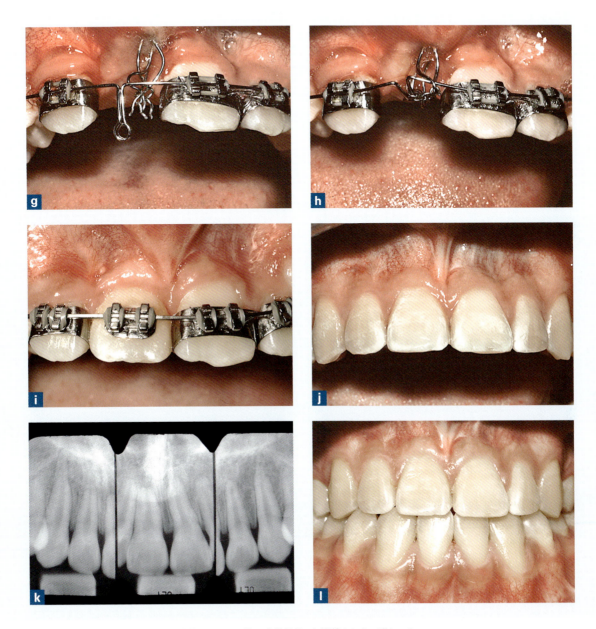

g, h：チェーンの一端を埋伏歯に接着し，もう一端が歯槽頂部の切開線から出る形とした．
埋伏中切歯の牽引にはバリスタループを用いた．この歯は非常に難しい位置に埋伏していたため，萌出方向を変えて歯槽頂から口腔内に萌出させるのに6か月の期間を要した．
i：上顎右側中切歯の口腔内への誘導後，ブラケットを装着して正しい歯軸傾斜になるよう配列を整えた．
j：矯正歯科治療後，両側中切歯の歯肉縁の高さは一致しており，歯肉や歯肉歯槽粘膜境にも左右差はみられなかった．
k：5年後のエックス線写真．両側中切歯に歯根吸収はみられなかった．
l：5年後の口腔内写真．歯肉の審美性に問題はみられず，歯の沈み込みも確認されなかった．

図1-10 水平埋伏の中切歯に外科的再植術を応用した症例

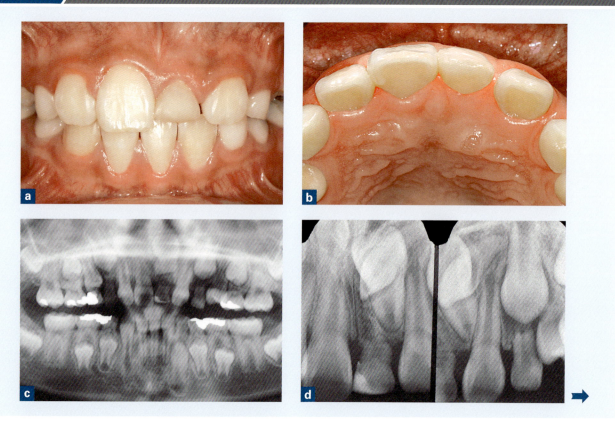

a，b：患者は11歳の女児で，上顎左側乳中切歯が残存していた．
c，d：エックス線写真から，上顎左側中切歯は90°回転して水平位に埋伏していることがわかった．また，埋伏中切歯の唇側面に接する形で過剰歯が1本存在していることがわかった．

外科的再植術

埋伏している上顎中切歯に対する開窓法の第4の手法は外科的再植術である[30-35]．本法は水平的，垂直的に重度の回転を示す歯に限って用いるべきである（図1-10）．重度の回転を呈する歯を正しい位置に再植することで，その後の矯正歯科治療が非常に容易なものとなる．

まず埋伏歯の両端付近の歯肉に適切な長さの縦切開を加え，全層弁を起こす（図1-10e）．唇側の被覆した歯槽骨を除去し，歯嚢全体を露出させる形で注意深く開窓を行い（図1-10f），歯嚢を骨の殻からくり抜く（図1-10g, h）．ゆで卵を殻から抜き取るように，デリケートな表面を傷つけることなく健全な状態のまま中身を抜き取るわけである．

移植先の部位では，唇側の骨に若木骨折を生じさせ，歯嚢と一体となった移植歯がきちんと収まる大きさに移植床を膨らませる処理を行う（図1-10i）．その後，一塊の歯と歯嚢をそこに入れ込むが，この際，移植歯が低位に来るように位置を調整し，歯冠表面に歯科用複合レジンで剛性の高いワイヤーを接着してその位置で固定する（図1-10j）．そして弁を戻し，6-0ナイロン糸で縫合する．矯正歯科治療は，移植後3～4週間の治癒期間をおいたうえで開始する（図1-10l）．

開窓の方法

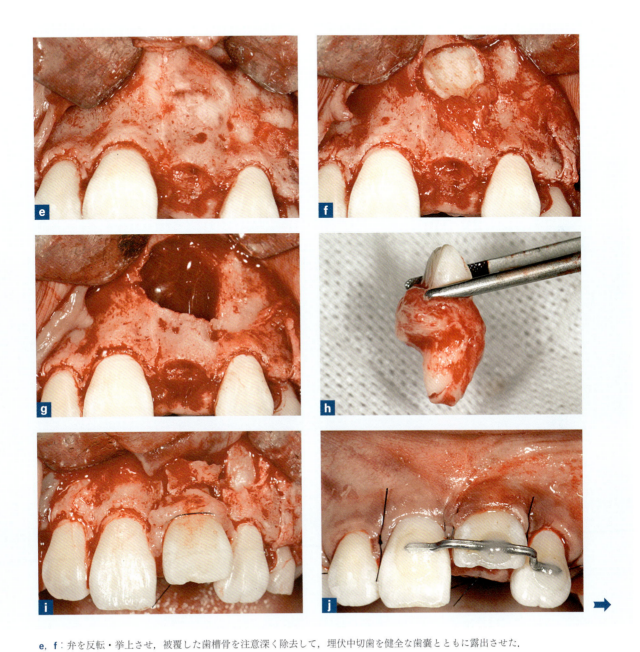

e, f：弁を反転・挙上させ，被覆した歯槽骨を注意深く除去して，埋伏中切歯を健全な歯嚢とともに露出させた．
g〜i：歯を歯嚢とともにくり抜き，縦向きの正しい位置にして再植を行った．
j：歯は低位の状態で固定し，歯が隠れない状態にして弁を戻した．再植術が奏効しなかった場合に備え，過剰歯は抜去せずそのままの状態とした．

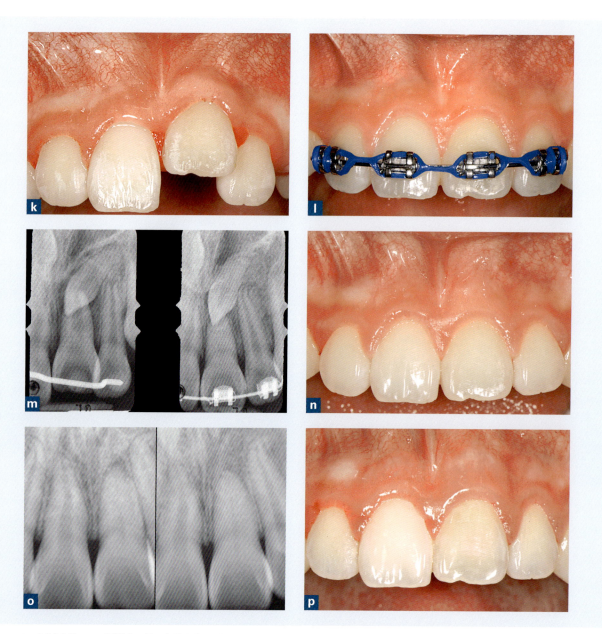

k：再植手術から10週間後，矯正歯科治療が開始された．
l：1年後，矯正歯科治療が終了した．
m：再植手術終了時のエックス線写真（左）と1年後のエックス線写真（右）．上顎左側中切歯は骨性癒着を起こすことなく，正常な歯根膜をもっていることがわかる．
n：矯正歯科治療終了後1年半．中切歯の歯肉縁に審美的な問題はみられず，切縁の高さも左右一致していた．
o，p：矯正歯科治療終了後6年．

（症例写真はDr. Doug Knight〔矯正歯科医，Tacoma, Washington〕，Dr. Jim Janakievski〔歯周病専門医，Tacoma, Washington〕のご厚意による）

開窓術後の矯正歯科治療

　開窓術後の矯正歯科治療段階における成功の鍵は，問題の上顎中切歯を歯槽骨の中央に誘導できるか否かにかかっている．これを達成するため，矯正力は常に歯槽頂中央部から加える必要がある．矯正力を唇側にあるアーチワイヤーの向きに加えてしまうと，埋伏歯は唇側に転位した状態で口腔内に誘導されてしまう．そうなるともともと萌出していた側の中切歯よりも歯肉縁の高さが上方になってしまい，埋伏していた中切歯とそうでない中切歯との間で歯冠長に差が出てしまう結果となり，歯の審美性に問題が生じる[24]．

　埋伏歯を歯槽頂中央に萌出させるうえでは，バリスタループが有用である（13ページ図1-6j，l，18ページ図1-9g，h）[36]．バリスタループはアクチベートすることが可能で，歯槽頂中央から垂直方向の力を歯に作用させることができる（図1-6l，1-9h）．

　バリスタループは通常0.018インチのステンレススチールワイヤーで作製される．ワイヤーは，変形を避けるに十分なだけの太さをもち，かつ歯に強すぎない力を作用させることができるだけの細さを併せもっていなければならない．

　バリスタループの端部は，埋伏歯歯冠の唇側面に接着されたチェーンと結紮される（図1-6k）．歯の誘導が進むにしたがい（図1-6m），チェーンの端の輪を少しずつ切断除去しながらバリスタループを埋伏歯に繋ぎ直す．バリスタループの高さはアーチワイヤーから歯槽頂中央までの距離に一致させる．バリスタループは歯の誘導に際して，歯を唇側方向にではなく歯槽頂中央部への正常な萌出経路に沿って牽引する役割を果たしてくれる．

　歯が口腔内に誘導された後は，唇側面にブラケットを接着し（図1-6n），埋伏歯歯冠・歯根の適正な位置への移動を行う（図1-6o, p）．

問題点

開窓術における問題点

　上顎中切歯の開窓で生じる問題の大部分は，軟組織の不適切な処理ならびに矯正歯科治療の不適切なメカニクスに関連するものである．本来行うべきでない症例に対して歯肉切除術を施したり，粘膜に小孔を設けて埋伏歯を露出させたりしてしまうと，矯正歯科治療でその歯を移動させた後に付着歯肉の不足をきたしてしまう．このように不適切な開窓を行った場合，歯の誘導後，歯肉退縮を起こす可能性がある．中切歯の一方にこれが生じてしまうと，歯肉縁の高さが不揃いとなり，審美的観点から問題となる可能性がある（6ページ図1-3d）．

　上顎中切歯に切除をともなう開窓術を適用する場合のもう1つの問題点は，歯の安定性に関することである．埋伏している上顎中切歯を覆う粘膜に単純な切開を加えてしまうと，その後，切開部周囲の粘膜がその時点で接していた歯根のセメント質とつながる形の上皮付着を形成してしまう．そうすると，歯が下方へ移動していくにしたがって開窓当初の歯の位置から最終的な歯の位置へと向かって線維が伸張されることになり，それが"付加的小帯（auxiliary frenum）"あるいは"偽小帯（pseudofrenum）"と呼ぶべきものになって

しまう．この"偽小帯"は歯と被覆粘膜を繋いでいるため，歯の沈み込みの原因となる可能性がある．症例によっては歯が2～3mmも沈み込むことがある．またこの沈み込みはAPFを応用した場合にも生じる．

手術の際のアプローチのミスは，埋伏歯や隣在歯の損傷につながる可能性がある．同様に術野へのアプローチが不適切で視認性が悪い状況に陥ると，適切に行うべき骨の除去が困難となる．そして歯の露出が適切に行われなければ，矯正歯科医による歯の移動にも困難が生じることとなる．埋伏歯を周辺組織から適切に隔離できないと，アタッチメントやチェーンの装着がより困難になる．また接着力が劣ると，矯正歯科治療による移動中にアタッチメントやチェーンが脱離してしまうことにもつながる．そうすると，器具の再接着を行うために再度の外科処置が必要になる．

APFにおける問題点

本来応用すべきでない症例にAPFを行ってしまうと，3つの望ましくない状況が生じる可能性がある．

第1は，歯が歯肉歯槽粘膜境よりも上方に埋伏しているような状況下でAPFを施行した場合（7ページ図1-4a），埋伏歯の臨床歯冠長が他側の中切歯よりも長くなってしまうことである（図1-4f）．これがどういう原因で生じるのかはわかっていないが，おそらく埋伏歯を誘導する場合は，自然萌出の場合よりも歯肉縁の位置がより急速に上方へ移動することに関連しているものと思われる．歯冠長が長くなってしまうのはAPF特有の問題であると同時に，APF実施にともなって常に生じる問題でもある．

第2は，誘導した歯が再度沈み込んでしまう可能性が生じることである（図1-4g～l）．先述のように，この種の後戻りは弁が埋伏歯歯根を覆う形で位置づけられて周辺粘膜とつながって治癒することに起因するものである．歯が誘導されるにしたがい，周辺粘膜は下方に引きずられる．これにより"偽小帯"が形成され，時の経過とともに歯を上方に引っ張り上げる傾向が生じるのである．

そして第3は，埋伏歯の位置が前鼻棘近くにある場合，APFを使用して歯を開放状態に維持することがきわめて困難なことである（図1-4d，9ページ図1-5d）．

参考文献

1. Hou R, Kong L, Ao J, Liu G, Zhou H, Qin R, Hu K. Investigation of impacted permanent teeth except the third molar in Chinese patients through an X-ray study. J Oral Maxillofac Surg 2010;68(4):762-767.

2. Tanaka E, Hasegawa T, Hanaoka K, Yoneno K, Matsumoto E, Dalla-Bona D, Yamano E, Suekawa Y, Watanabe M, Tanne K. Severe crowding and a dilacerated maxillary central incisor in an adolescent. Angle Orthod 2006;76(3):510-518.

3. Macías E, de Carlos F, Cobo J. Posttraumatic impaction of both maxillary central incisors. Am J Orthod Dentofacial Orthop 2003;124(3):331-338.

4. de Oliveira Ruellas AC, de Oliveira AM, Pithon MM. Transposition of a canine to the extraction site of a dilacerated maxillary central incisor. Am J Orthod Dentofacial Orthop 2009;135(4 Suppl):S133-139.

5. Chew MT, Ong MM. Orthodontic-surgical management of an impacted dilacerated maxillary central incisor: a clinical case report. Pediatr Dent 2004;26(4):341-344.

6. Cozza P, Marino A, Condo R. Orthodontic treatment of an impacted dilacerated maxillary incisor: a case report. J Clin Pediatr Dent 2005;30(2):93-97.

7. Farronato G, Maspero C, Farronato D. Orthodontic movement of a dilacerated maxillary incisor in mixed dentition treatment. Dent Traumatol 2009;25(4):451-456.

8. Hegde C, Hegde M, Parajuli U. Orthodontic repositioning of a malposed and dilacerated central incisor. Kathmandu Univ Med J (KUMJ) 2009;7(28):435-437.

9. Valladares Neto J, de Pinho Costa S, Estrela C. Orthodontic-surgical-endodontic management of unerupted maxillary central incisor with distoangular root dilaceration. J Endod 2010;36(4):755-759.

10. Batra P, Duggal R, Kharbanda OP, Parkash H. Orthodontic treatment of impacted anterior teeth due to odontomas: a report of two cases. J Clin Pediatr Dent 2004;28(4):289-294.

11. da Costa CT, Torriani DD, Torriani MA, da Silva RB. Central incisor impacted by an odontoma. J Contemp Dent Pract 2008;9(6):122-128.

12. Sharma D, Garg S, Singh G, Swami S. Trauma-induced dentigerous cyst involving an inverted impacted mesiodens: case report. Dent Traumatol 2010;26(3):289-291.

13. Moraes RS, Farinhas JA, Gleiser R, Primo LG. Delayed eruption of maxillary permanent central incisors as a consequence of mesiodens: a surgical re-treatment approach. J Clin Pediatr Dent 2004;28(3):195-198.

14. Bayram M, Ozer M, Sener I. Bilaterally impacted maxillary central incisors: surgical exposure and orthodontic treatment: a case report. J Contemp Dent Pract 2006;7(4):98-105.

15. Kolokitha OE, Papadopoulou AK. Impaction and apical root angulation of the maxillary central incisors due to supernumerary teeth: combined surgical and orthodontic treatment. Am J Orthod Dentofacial Orthop 2008;134(1):153-160.

16. Fujita Y, Takahashi T, Maki K. Orthodontic treatment for an unerupted and severely rotated maxillary central incisor. A case report. Eur J Paediatr Dent 2008;9(1):43-47.

17. Baart JA, Groenewegen BT, Verloop MA. Correlations between the presence of a mesiodens and position abnormalities, diastemas, and eruption disturbances of maxillary frontal teeth. Ned Tijdschr Tandheelkd 2009;116(8):399-402.

18. Cahill DR, Marks SC Jr. Tooth eruption: evidence for the central role of the dental follicle. J Oral Pathol 1980;9(4):189-200.

19. Marks SC Jr, Cahill DR, Wise GE. The cytology of the dental follicle and adjacent alveolar bone during tooth eruption in the dog. Am J Anat 1983;168(3):277-289.

20. Marks SC Jr, Cahill DR. Experimental study in the dog of the non-active role of the tooth in the eruptive process. Arch Oral Biol 1984;29(4):311-322.

21. Marks SC Jr, Cahill DR. Regional control by the dental follicle of alterations in alveolar bone metabolism during tooth eruption. J Oral Pathol 1987;16(4):164-169.

22. Marks SC Jr, Schroeder HE. Tooth eruption: theories and facts. Anat Rec 1996;245(2):374-393.

23. Fournier A, Turcotte JY, Bernard C. Orthodontic considerations in the treatment of maxillary impacted canines. Am J Orthod 1982;81(3):236-239.

24. Kokich VG, Mathews DP. Surgical and orthodontic management of impacted teeth. Dent Clin North Am 1993;37(2):181-204.

25. Vermette ME, Kokich VG, Kennedy DB. Uncovering labially impacted teeth: apically positioned flap and closed-eruption techniques. Angle Orthod 1995;65(1):23-32; discussion 33.

26. Kajiyama K, Kai H. Esthetic management of an unerupted maxillary central incisor with a closed eruption technique. Am J Orthod Dentofacial Orthop 2000;118(2):224-228.

27. Becker A, Brin I, Ben-Bassat Y, Zilberman Y, Chaushu S. Closed-eruption surgical technique for impacted maxillary incisors: a postorthodontic periodontal evaluation. Am J Orthod Dentofacial Orthop 2002;122(1):9-14.

28. Chaushu S, Brin I, Ben-Bassat Y, Zilberman Y, Becker A. Periodontal status following surgical-orthodontic alignment of impacted central incisors with an open-eruption technique. Eur J Orthod 2003;25(6):579-584.

29. Chaushu S, Dykstein N, Ben-Bassat Y, Becker A. Periodontal status of impacted maxillary incisors uncovered by 2 different surgical techniques. J Oral Maxillofac Surg 2009;67(1):120-124.

30. Chaushu S, Zilberman Y, Becker A. Maxillary incisor impaction and its relationship to canine displacement. Am J Orthod Dentofacial Orthop 2003;124(2):144-150.

31. Tsai TP. Surgical repositioning of an impacted dilacerated incisor in mixed dentition. J Am Dent Assoc 2002;133(1):61-66.

32. Agrait EM, Levy D, Gil M, Singh GD. Repositioning an inverted maxillary central incisor using a combination of replantation and orthodontic movement: a clinical case report. Pediatr Dent 2003;25(2):157-160.

33. Maia RL, Vieira AP. Auto-transplantation of central incisor with root dilaceration. Technical note. Int J Oral Maxillofac Surg 2005;34(1):89-91.

34. Janakievski J. Avulsed maxillary central incisors: the case for autotransplantation. Counterpoint. Am J Orthod Dentofacial Orthop 2012;142(1):9,11,13,15,17.

35. Kuroe K, Tomonari H, Soejima K, Maeda A. Surgical repositioning of a developing maxillary permanent central incisor in a horizontal position: spontaneous eruption and root formation. Eur J Orthod 2006;28(3):206-209.

36. Jacoby H. The 'ballista spring" system for impacted teeth. Am J Orthod 1979;75(2):143-151.

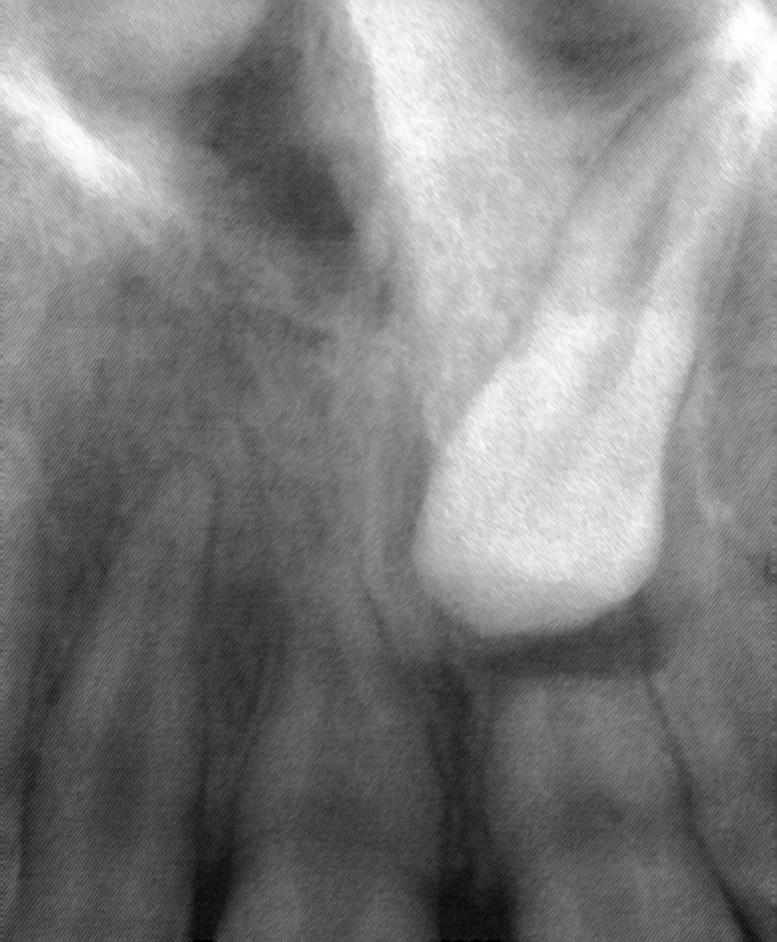

上顎犬歯の唇側への埋伏 ②

上顎犬歯の埋伏は下顎第三大臼歯の埋伏に続いて頻繁にみられるもので，矯正歯科に紹介される埋伏としては最も一般的なものである[1]．過去の研究によれば，上顎犬歯埋伏症例の2/3は口蓋側への埋伏であり，残りが唇側への埋伏だという[2]．

本章では，唇側に埋伏した上顎犬歯への対処法について述べる．唇側に埋伏した犬歯には，側切歯歯根の唇側に位置するものもあれば，歯槽骨の唇舌的中央にあるものも含まれる．こうした埋伏歯の位置はきわめて重要な要素であり，これによって開窓術実施のタイミングや行うべき開窓術の種類が決まることになる．

病因

上顎犬歯の唇側埋伏は，その因子が複数あるようである．犬歯の歯冠が側切歯歯根を乗り越えてしまった結果として，また上顎歯列の正中偏位のために犬歯が萌出する余地の不足が生じた結果として起こることがあるようである．

Chungら[3]は，上顎犬歯の埋伏の背景に遺伝的要因が大きく関与していることを示唆している．また遺伝的なメカニズムというものは，上顎犬歯が埋伏する確率に強く関与すると同時に，側切歯による犬歯の萌出誘導にも大きな影響を与えるとしたうえで，犬歯が最終的にどの位置に埋伏するかということには，犬歯歯根の発育状況が決定的な役割を担っているとする報告もみられる[4]．

一方Kimら[5]は，犬歯の埋伏が口蓋側になるか唇側になるかという点に関して，上顎の歯列弓周長と大臼歯間幅径，ならびに口蓋の深さが大きく関与していると述べている．Yanら[6]も同様の見方をしており，犬歯の唇側埋伏群の上顎小臼歯間幅径は，口蓋側埋伏群のそれより有意に小さかったと報告している．

予防的処置

唇側に埋伏している犬歯については，何人かの研究者が自然な改善と自然萌出を促す予防処置を紹介している．Williams[7]は，8～9歳の段階で上顎乳犬歯を抜去してやることにより，犬歯が唇側埋伏や歯槽内埋伏から脱して自律的に萌出しやすくなると述べている．Bonettiら[8]は，埋伏した犬歯の骨内における位置を改善するには，乳犬歯単独の抜去よりも乳犬歯と第一乳臼歯をあわせて抜去するほうが効果的であるとしている．

Olive[9]は，通常の矯正歯科治療のメカニクスで犬歯の萌出余地を拡大することで，埋伏した犬歯が自然萌出する機会が増すことを示唆している．

一方O'Neill[10]は，上顎歯列弓周長の拡大を目的として急速拡大を行った患者群のほうが，犬歯が正常に萌出する割合が増大したと述べている．

しかし症例によってはそういった手法が奏効せず，矯正歯科医から口腔外科医に唇側に埋伏した犬歯の外科的開窓術を依頼せざるをえないような例もみられる．唇側に埋伏した犬歯に対する開窓術としては，歯肉切除術（図2-1），歯肉弁根尖側移動術（APF，33ページ図2-2，36ページ図2-3，44ページ図2-6，48ページ図2-7，51ページ図2-8，54ページ図2-9，57ページ図2-10，60ページ図2-11）[11]，ならびに閉鎖誘導法[12]（38ページ図2-4，41ページ図2-5）の3種類がある．

図2-1　上顎右側犬歯が唇側に埋伏していた症例

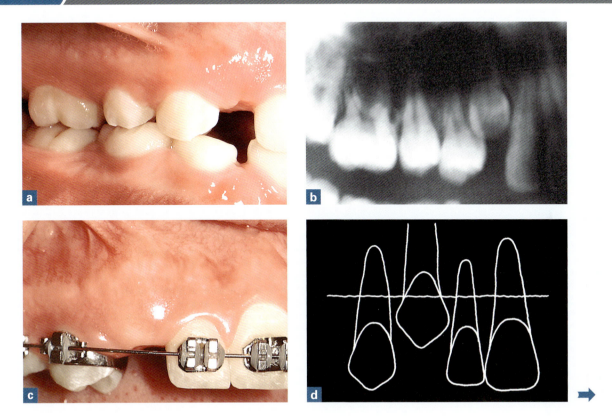

a，b：患者は思春期の女性．他のすべての永久歯が萌出しているにもかかわらず，上顎右側犬歯だけが未萌出であった．
c：矯正歯科治療で配列を整える治療が行われた後も，上顎右側犬歯は依然として萌出しなかった．
d：犬歯の歯冠は唇側に向かう形で存在しており，歯冠の大部分は歯肉歯槽粘膜境よりも下方に位置していた．

上顎犬歯の唇側への埋伏

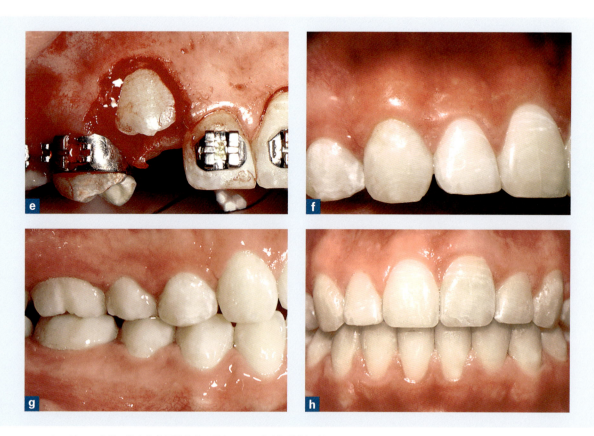

e：これに対し，犬歯の臨床的歯冠相当分を露出させる歯肉切除術を行った．
f：犬歯の誘導が達成されブラケットが撤去された後，歯肉歯槽粘膜境を描出する目的でシラー液を用いて歯肉と粘膜の染色を行った．
g，h：矯正歯科治療後の口腔内写真．
埋伏していた上顎右側犬歯の歯肉縁の高さならびに歯肉の幅は良好であり，正常に萌出した反対側の犬歯と同じであった．

(図2-1c〜fは，参考文献13より許諾を得て転載)

図2-2 上顎左側犬歯が位置異常をともなって唇側に埋伏していた症例

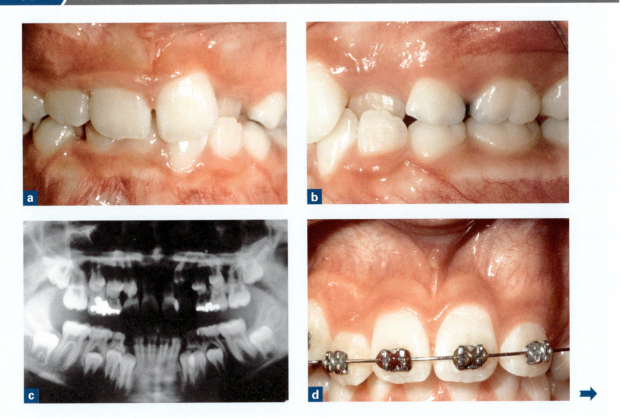

a, b：患者は10歳の女児．上顎左側側切歯のクロスバイトは第1期の矯正歯科治療で改善が行われた．残りの歯が萌出した段階で，第2期矯正歯科治療開始となった．
c, d：ところが，上顎左側犬歯は上顎左側側切歯の歯根より近心に転位した状態で，唇側に埋伏していた．

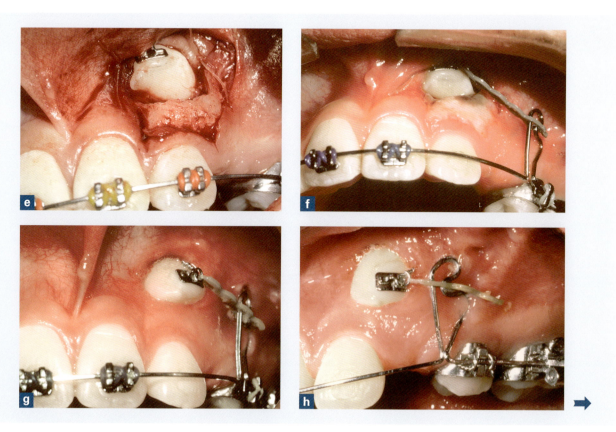

e：側切歯歯頸部の周囲に，一定量の歯肉を残す形で有茎弁を反転・挙上した．犬歯の歯冠を露出させた後，これが開放状態になるよう弁を根尖側に位置づけた．
また側切歯の歯肉退縮を防ぐ目的で，第一大臼歯頬側をドナー部位として歯肉移植を行った．

f～i：犬歯の歯冠と側切歯の歯根の接触を避けるため，側切歯のブラケットを撤去した．口腔前庭を根尖方向に伸びる補助ワイヤーを設け，犬歯の歯冠をまず遠心方向に移動させるメカニクスを講じて，側切歯唇側の歯槽骨に対するダメージ回避を図った．

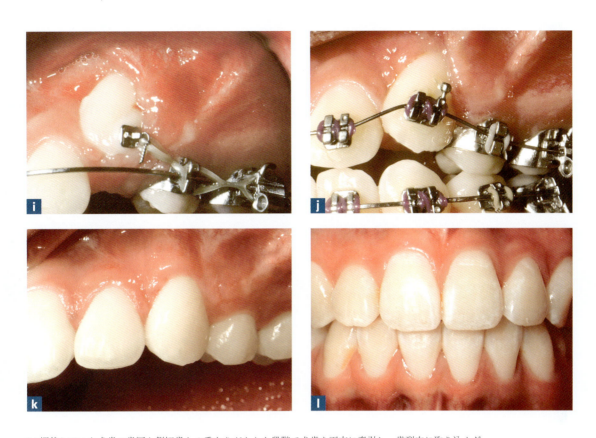

j：埋伏していた犬歯の歯冠と側切歯との重なりがとれた段階で犬歯を下方に牽引し，歯列内に取り込んだ．
k，l：矯正歯科治療後の口腔内写真．上顎左側犬歯と側切歯の歯肉の高さは同右側犬歯・側切歯と同じレベルにあった．

2 上顎犬歯の唇側への埋伏

図2-3 上顎右側犬歯がわずかに唇側に転位・埋伏していた症例

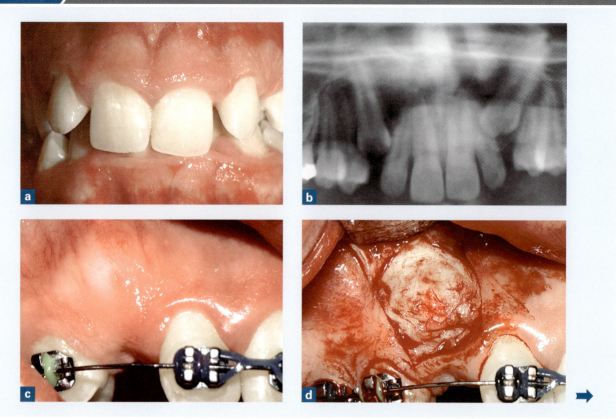

a：患者は思春期の男性．AngleⅡ級2類であり，2本の下顎小臼歯抜歯と下顎骨の前方移動をともなう外科的矯正治療を要する状態であった．
b：上顎右側犬歯は歯槽堤の中央よりわずかに唇側の位置に埋伏しており，歯肉歯槽粘膜境付近の高さにあった．
c, d：上顎歯列の配列をある程度整えた後に有茎弁を反転・挙上して，埋伏した犬歯の歯冠を被覆している骨の除去を行った．

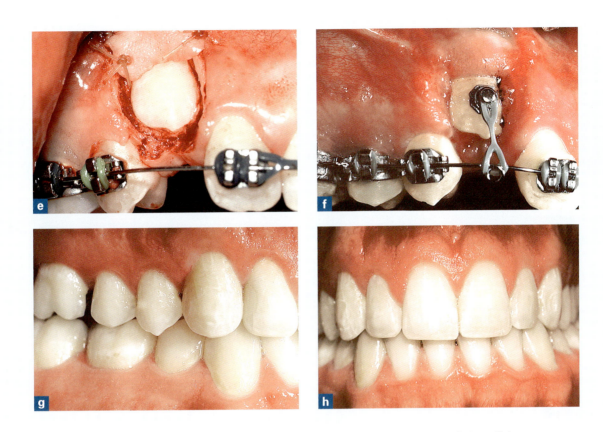

e：弁は，埋伏している犬歯の臨床的歯冠相当部の2/3が口腔内に出るよう根尖側にずらし，吸収性縫合糸で縫合した．
f：開窓術の2か月後，犬歯を歯列内に取り込むべく下方への矯正力を加え始めた．
g, h：矯正歯科治療後の口腔内写真．上顎犬歯の歯肉の高さに左右差はみられなかった．
本症例の場合，閉鎖誘導法を用いることも可能だったように思われる．

図2-4 ピンを用いて埋伏した上顎右側犬歯を誘導した症例

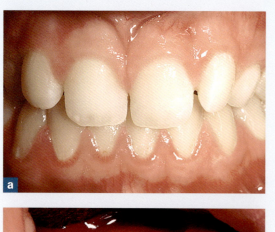
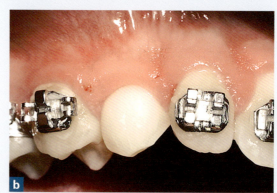
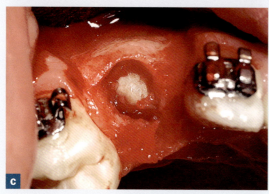
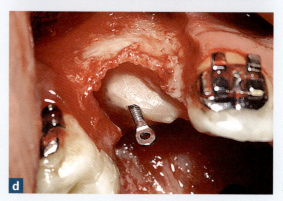

a：患者は16歳の女性．上顎右側犬歯が歯槽堤の中央部に埋伏し，乳犬歯が残存していた．
b：上顎の歯列をある程度整えた後に乳犬歯を抜去したが，永久犬歯は萌出しなかった．
c，d：唇舌両側に弁を起こし，骨を除去して永久犬歯の歯冠の1/3を露出させ，歯冠部にピンを立てた．その後ピンが歯槽頂部から口腔内に出るような形で弁を戻した．

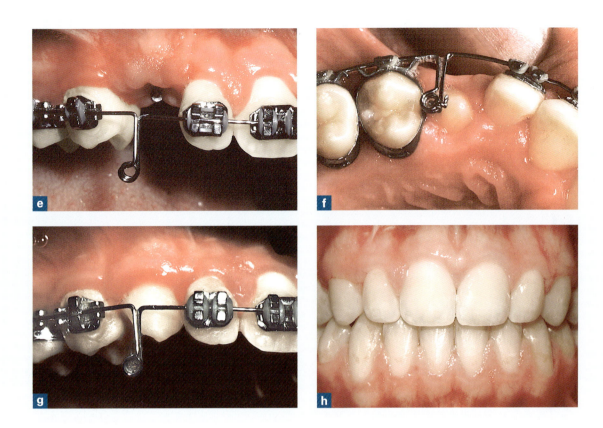

e：開窓術の2か月後，バリスタスプリングを作製し，上顎のアーチワイヤーに装着した．
f：埋伏した犬歯に垂直方向の挺出力が加わるよう，バリスタスプリングをアクチベートした．
g：通常この手法を用いれば，自然な萌出の場合と同様の，歯槽堤の中央部から口腔内に出る形で歯の萌出が誘導される．
h：矯正歯科治療後の口腔内写真．犬歯の歯肉の高さに左右差はみられなかった．
なお本症例は40年近く前の症例である．現在であれば歯冠にピンを植立するのではなく，当該歯の切縁にチェーンを接着する方法をとると思われる．

（症例写真は，参考文献13より許諾を得て転載）

開窓術の選択基準

適切な外科的開窓術を選択するためには，次の4つの基準について評価する必要がある[13].

1 埋伏している犬歯歯冠の唇舌的位置

犬歯が唇側に埋伏している場合は，歯肉切除術，APF，閉鎖誘導法のいずれも適用の可能性がある．一般に埋伏した犬歯の歯冠を被覆する骨は，たとえあったとしてもわずかだからである．

ただし，歯が歯槽堤の中央に埋伏しているようであれば，歯冠唇側面を露出させようとしたときに広範な骨の除去が必要になってしまうため，歯肉切除術やAPFは適応外となる．

2 歯肉歯槽粘膜境と比較したときの，埋伏している犬歯歯冠の垂直的位置

埋伏している犬歯歯冠の大部分が歯肉歯槽粘膜境より下方にあるようなら（31ページ図2-1），歯肉切除術，APF，閉鎖誘導法のいずれでも応用可能である．しかし歯肉歯槽粘膜境より上方に位置するようであれば（33ページ図2-2，36ページ図2-3），誘導後に犬歯の唇側面を覆う歯肉が不足をきたしてしまうため，歯肉切除術は適応外となる．

加えて埋伏した犬歯が歯肉歯槽粘膜境のはるか上方にあるようなら（44ページ図2-6，51ページ図2-8，60ページ図2-11，63ページ図2-12），APFもまた適応から外れることになる．これは，APFだと歯の位置の安定性に問題があり，矯正歯科治療終了後に歯が再度沈み込んでしまう可能性が生じるからである[7]．この場合は，閉鎖誘導法を用いることで歯冠を覆う十分量の歯肉が残せることになり，長期的な歯の沈み込みの問題は生じない[8]．

3 埋伏犬歯部の歯肉の量

埋伏した犬歯部に十分な量の歯肉がない場合（図2-3），予測性をもってより多くの歯肉を確保できる方法はAPFのみとなる．しかし，誘導後の段階で少なくとも2～3mmの付着歯肉が確保できる見通しをもてるだけの十分な歯肉があるようなら，歯肉切除術，APF，閉鎖誘導法のいずれにも適用の可能性が出てくる．

4 埋伏している犬歯歯冠の近遠心的位置

犬歯の歯冠が近心位にあって側切歯の歯根と重なっている場合は（図2-2，2-6，57ページ図2-10，2-12），APFを用いて歯冠を完全に露出させない限り，歯槽内での歯の移動は困難である．このような場合，歯肉切除術や閉鎖誘導法は一般に適さない．

犬歯に位置異常がみられるような場合（すなわち側切歯より近心にある，あるいは第一小臼歯より遠心にある場合）はAPFを用いるべきである．埋伏した犬歯の誘導では，側切歯や第一小臼歯に損傷を加えることなく乗り越えさせなければならず，そのために適したメカニクスを講じることが必要になる．その際にAPFを用いることで，矯正歯科医はアプローチが容易になり，適したメカニクスを講じやすくなる．

唇側への埋伏例の中には，歯槽堤の中央部にかなり近いところに位置するようなものもみられ，その場合は閉鎖誘導法による治療が行われる．こうした位置にある歯は最もアプローチが容易であり，チェーンを歯に直接接着し，歯槽頂部から歯を誘導することが可能である．これは，正常な萌出様式に則った移動形態である（図2-5）．

図2-5 埋伏した上顎右側犬歯により重度の歯根吸収が生じた症例

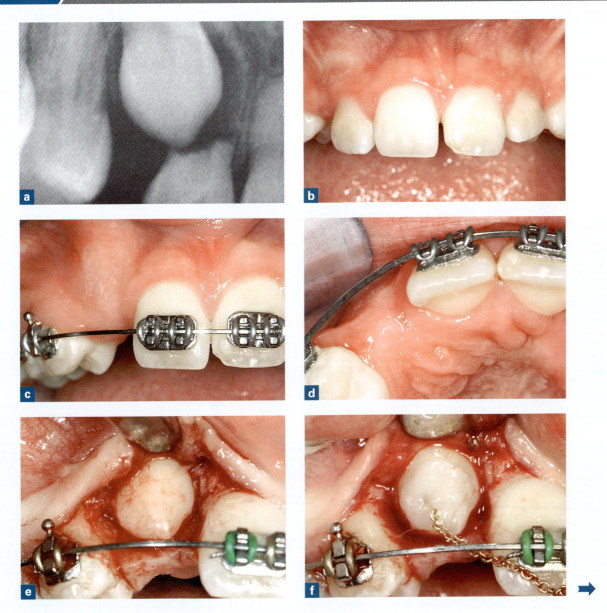

a, b：患者は思春期の女性．埋伏した上顎右側犬歯により上顎右側側切歯の歯根に重度の歯根吸収が生じていた．上下歯列ともアーチレングスディスクレパンシーが大きく，治療には抜歯が必要な状況であった．上顎左側側切歯にも同様の歯根吸収の問題がみられたため，上顎両側側切歯と下顎両側第一小臼歯を抜去した．

c, d：すべての歯にブラケットを装着し矯正歯科治療を始めたが，6か月経過しても上顎右側犬歯は萌出しなかった．そこで閉鎖誘導法を用いて当該歯に開窓術を実施した．

e, f：歯槽頂部に切開を加え，唇側に弁を反転・挙上して埋伏している犬歯の歯冠を露出させ，チェーンを接着した．

g：弁を戻し，吸収性縫合糸で縫合を行った．チェーンの端は，歯槽頂の切開部から口腔内に出る形とした．
h〜k：0.018インチのステンレススチールアーチワイヤーでバリスタループを作製し，埋伏した犬歯の歯冠が歯槽頂部から口腔内に現れるよう，垂直方向の力を作用させた．

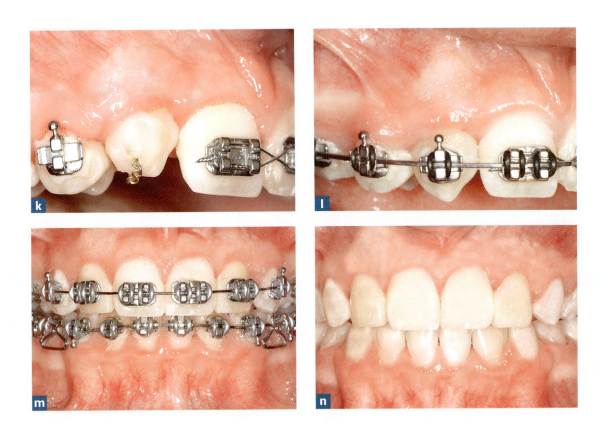

l〜n：犬歯が十分に萌出した段階でブラケットを装着し，配列を整えた．
さらに，側切歯の形態に似せる形で複合レジンを両側犬歯の切縁に築盛した．

手術法

　唇側に埋伏した犬歯は，犬歯に位置異常があってそうなったものと，萌出過程で犬歯がとるべき通常の位置にあるにもかかわらず埋伏に至っているものの2種類がある．

　位置異常があって，側切歯より近心あるいは第一小臼歯より遠心に犬歯が位置しているような場合は，APFを応用する必要がある．APFを用いて初めて，側切歯や第一小臼歯に損傷を与えることなく，これらの歯を乗り越えて歯を移動させるメカニクスを使用できるからである（次ページ図2-6）．

図2-6　クリートとチェーンを用いて埋伏した上顎右側犬歯の誘導を行った症例

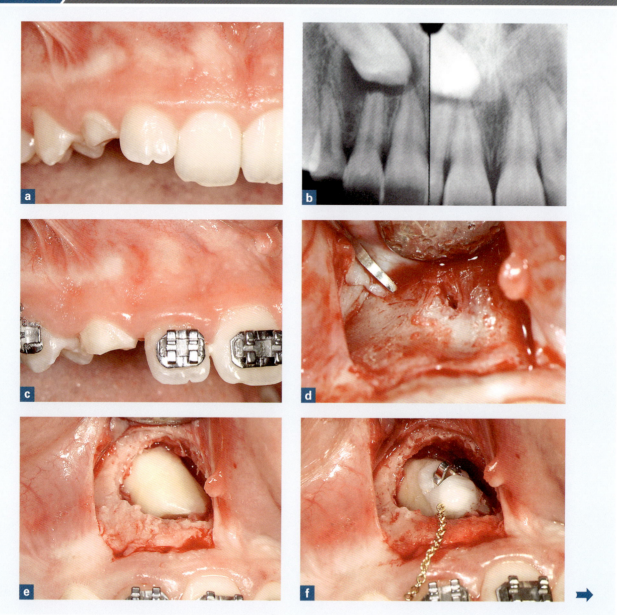

a：患者は思春期の女性．上顎右側犬歯に埋伏がみられた．
b：根尖部のデンタルエックス線写真にて，埋伏歯は歯槽堤の中央部よりわずかに口蓋側に位置することがわかった．また側切歯と中切歯は若干の歯根吸収をきたしていた．
しかし根尖部唇側を触診した結果，犬歯歯冠へのアプローチは唇側から行うことが可能と判断した．
c, d：矯正歯科治療で配列を整えた後，中切歯と側切歯の歯頸部に歯肉を残す形で，唇側に有茎弁を反転・挙上した．
e, f：埋伏歯の歯冠の2/3を露出させるように骨開削を行った後，チェーン付きクリートを犬歯の唇側面に接着した．

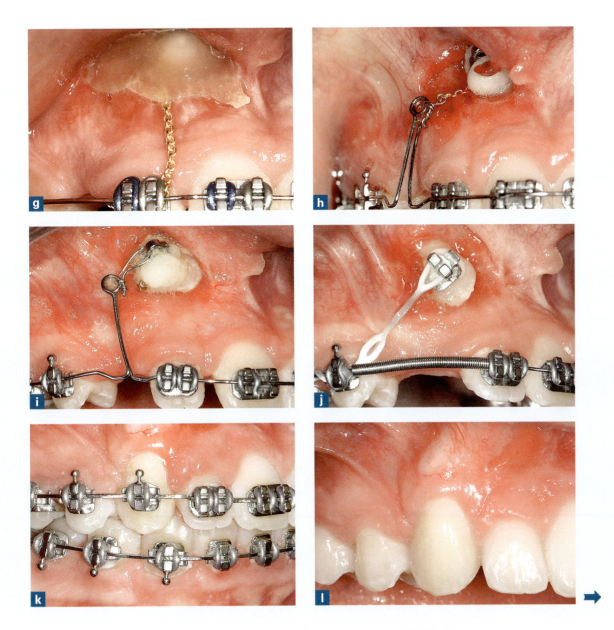

g：埋伏歯歯冠の表面には，Barricaid®光重合型透明歯周包帯材(米国・Midwest Dental社)を置いた．
h：側切歯歯根のさらなる損傷を避けるため，また事後の犬歯の誘導を容易にするため，まずバリスタスプリングを用いて唇側に犬歯を牽引した．
i～k：犬歯が十分唇側に移動した段階でエラスティックチェーンの使用に切り替え，犬歯の歯列内への取り込みを図った．
l，m(次ページ)：矯正装置を撤去した時点で，上顎右側犬歯と他の前歯との間に歯冠長の不調和がみられた．

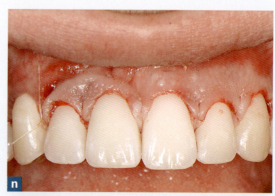
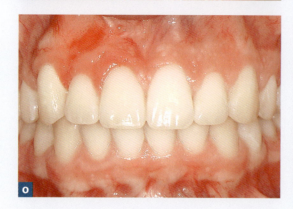
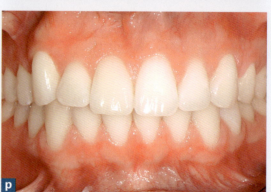

n：前歯全体の歯冠長のバランスを整えるため，上顎前歯に対し歯冠長を延長する手術を行った．
o：矯正歯科治療終了後の最終的な歯の状態．
p：矯正歯科治療後5年の段階で，歯の位置は十分良好な状態が維持されていた．

（矯正歯科治療の症例写真はDr. Vince Kokich Jr.〔Tacoma, Washington〕のご厚意による）

手術にとりかかる前に，埋伏歯の位置の把握は必要不可欠である．唇側に埋伏している場合は，歯の存在が触知できたり肉眼的に膨隆が視認可能だったりする．しかし埋伏歯は歯槽堤の中央部や口蓋側に位置する場合もあり，そうなると触診ではわからない．いずれの場合でも，埋伏歯の位置を把握するためには角度を変えて2枚のエックス線写真を撮る必要があろう．バッカルオブジェクトルール（角度を変えて2枚のエックス線写真を撮ると，舌側に位置する物体より頰側に位置する物体のほうがエックス線の照射方向の変化と同じ方向に像の移動が強く現れるという法則）[14]がこうした埋伏歯の位置の把握には有用である．

44ページ図2-6bの場合，埋伏歯は歯槽堤の中央近くでやや唇側に位置することがわかった．また位置異常があり，埋伏歯の移動を進めるためには，開窓術としてAPFを選択する必要があった．

埋伏歯が歯槽堤の中央部に位置するような場合，時に正確な埋伏位置の把握が難しいこともある．その場合，埋伏歯が隣在歯歯根の唇側にあるか口蓋側にあるかを正しく把握するうえで，歯科用コーンビームCT（以下CBCT）像がきわめて有効である（63ページ図2-12）．

位置異常をともなう唇側への犬歯の埋伏

位置異常をともなう唇側への犬歯の埋伏で最も多いのは，側切歯の近心唇側への埋伏である．このタイプの埋伏に対してAPFを用いる場合，理想的には，隣接する中切歯・側切歯に最低でも4～6mm以上の歯肉がほしいところである．

筆者らは，弁を設ける唇側部に正常な高さの歯槽骨が存在するかどうか確かめるために，プロービングをよく行う．もしも骨が正常な高さまで存在するようなら，全層弁を用いることが可能である．しかし，もし唇側に歯槽骨の裂開がみられるようなら，骨膜を含まない部分層弁を用いるべきである．有茎弁は，少なくとも2～3mmの歯肉を含むように切開線の設計を行う必要がある．また切歯の歯頸部には2～3mmの歯肉が残るようにする（33ページ図2-2）．

さらに，埋伏歯の歯冠幅径より開口部の幅径が大きくなるように，被覆した歯槽骨の除去を行う（図2-12f）．弁は歯冠が口腔内に露出する位置にずらし，吸収性のガット縫合糸で骨膜に縫合する．軟組織の増生で犬歯が早期に埋没してしまうことが懸念される場合は，アタッチメントを接着して包帯材を置くようにする（図2-12g, h）．矯正歯科治療による歯の移動は，6週間後には開始可能である．

この方法は，きわめて綿密な計画と慎重な実施が必要である．埋伏した犬歯が切歯の歯根に乗り上げているような場合は，側切歯の歯槽骨に重度の裂開が生じていることも考えられる．

現在，位置異常をともなって唇側に埋伏した犬歯の開窓術には，少々設計を変更した方法が試行されているところである（次ページ図2-7）[※]．この方法は，中切歯から第一小臼歯にかけて歯肉歯槽粘膜境よりわずかに下方，すなわち弁の下端に1～2mm幅の歯肉を含むような形で横切開を加えるものである．縦切開は加えず，そのままの状態で弁の挙上を行う．この切開線の設計を採ると埋伏歯へのアプローチが容易で，十分な視

[※]Janakievski, J. 未発表論文, 2013.

2 上顎犬歯の唇側への埋伏

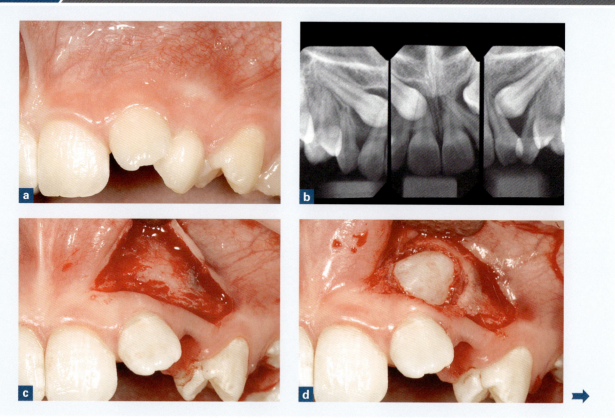

図2-7 開窓後，埋伏した上顎左側犬歯の自然萌出を認めた症例

a：患者は思春期の女性．上顎左側犬歯が位置異常をともないつつ側切歯の歯根に乗り上げる形で埋伏していた．
b：バッカルオブジェクトルールにしたがい撮影した2枚のエックス線写真を見ると，上顎左側犬歯は唇側に埋伏しており，かつ位置異常をともないながら側切歯の歯根に乗り上げていることがわかった．
c：上顎左側中切歯から第一小臼歯にかけて横切開を加える改変型APFを応用し，弁を挙上した．
d：埋伏した犬歯の歯冠を被覆している骨を除去した．

認性が確保された状態で，埋伏した犬歯の歯冠を覆う骨の除去を進めることができる．弁は，埋伏した犬歯の歯冠を露出状態のまま保つように吸収性縫合糸で上方へ吊り上げる．そして，埋伏した犬歯にアタッチメントを接着し，手術部位に包帯材を置く．本法は，矯正装置装着前の段階で実施することも可能である．筆者（Mathews, DP）は，口蓋側に埋伏した犬歯に対して矯正前開窓法（preorthodontic uncovering technique）を実施した場合と同様，本法で犬歯が自然萌出を始めることをすでに確認している（図2-7g）．加えて本法は，矯正歯科治療で歯を移動させた後に，幅の広い付着歯肉が確保できる利点もある（図2-7h）．

切歯部に十分な幅の歯肉がない場合は，側切歯遠心の空隙部を利用した有茎弁を考慮するのも良い（51ページ図2-8）．ただこの方法だと空隙部分の歯肉から埋伏歯までの距離が大きいだけに，

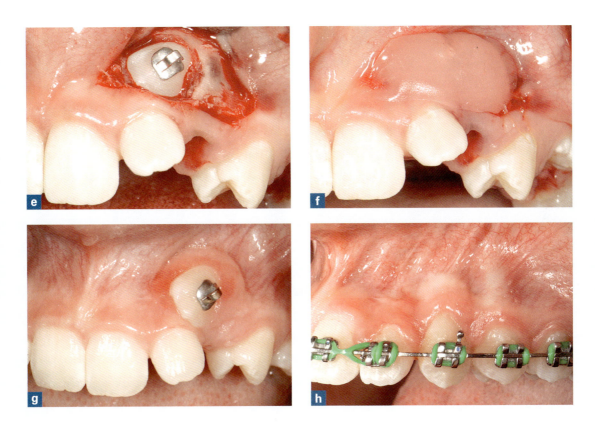

e, f：埋伏した犬歯にアタッチメントを接着したうえで，歯を開放状態に維持する目的で手術部位にBarricaid®光重合型透明歯周包帯材を置いた．
g：開窓術から4か月後，犬歯には自然萌出の様相が認められた．
h：他の歯にもブラケットを装着し，APFから1年4か月後には犬歯を良好な位置に誘導することができた．

（症例写真は，Dr. Doug Knight〔矯正歯科医，Tacoma, Washington〕ならびにDr. Jim Janakievski〔歯周病専門医，Tacoma, Washington〕のご厚意による）

有茎弁の設計が複雑なものになってしまう．埋伏歯を適切な形で露出させ，なおかつ中切歯と側切歯には十分量の歯肉を残せるよう，手術は綿密な計画の下に行われなければならない．

　非常に稀ではあるが，埋伏歯が口腔前庭深くのとても高い位置にあるために，弁を反転してそこにアプローチすることが困難だったり得策でない場合もある．その場合は，粘膜を一部切除して埋伏歯を露出させるといった単純なやり方以外に打つ手がまったく見当たらないことになる（63ページ図2-12）．そうすると，歯を移動させた後，将来的に歯肉移植や結合組織移植が必要になるかもしれない．口腔前庭深くの高い位置に歯が埋伏しているような場合は，開窓術や矯正歯科治療による歯の移動にあまりにも多くの続発症やリスクがともなうことも起こりうる．その場合は，埋伏歯の抜歯を考慮すべきである（68ページ図2-13）．

唇側，かつ下方にあって位置異常をともなわない埋伏

犬歯が唇側に埋伏しており，かつその尖頭が隣接歯のCEJより下方に位置するようであれば，広い幅の付着歯肉が存在することになり，開窓術として歯肉切除術が使用できる可能性が出てくる．

31ページ図2-1の症例では，単純な歯肉切除術が使用可能であった．埋伏歯の歯冠の2/3を露出させたが骨削除は不要であり，また歯肉切除術の後も付着歯肉は十分量残っていた．軟組織の増生を抑えるため，エナメル質表面に包帯材を置いてもよい．この包帯材は通常1週間後に除去する．その後は歯肉の増生を抑えるため，患者には歯冠露出部を歯ブラシやクロルヘキシジン洗口液をつけた綿棒で清潔に保つよう指導する．3週間後には治癒が完了し，この歯にブラケットを装着し矯正歯科治療を開始することができるようになる．

この方法は，正しく応用しさえすれば，矯正歯科治療終了の段階で十分な付着歯肉が確保され，歯肉退縮も起こさないはずである（図2-1g, h）．

唇側，かつ上方にあって位置異常をともなわない埋伏

犬歯が唇側に埋伏しておりかつその尖頭が隣在歯のCEJ付近，もしくはそれよりわずかに上方にあるような場合は，開窓術としてAPFか閉鎖誘導法を用いるべきである．この状況では，歯肉切除を行いなおかつ十分量の付着歯肉を残すのは不可能である（36ページ図2-3）．

開窓術にどの方法を用いるかということを決定づけるものは埋伏歯の角度である．もしも30°～45°ほども大きな傾斜があるようなら（33ページ図2-2），閉鎖誘導法での誘導は難しいと思われる．ボーダーライン上でどの方法を用いるか判断に迷う場合は，矯正歯科医と相談することが望ましい．筆者らの立場からは，可能な限り閉鎖誘導法を用いたいと考える．また図2-3の例では，APFではなく閉鎖誘導法を用いるべきだったと考えている．

図2-8の症例では，骨膜を含まない有茎弁を歯槽頂部から挙上し，可能な限り歯肉の保存を図った．縦切開は口腔前庭まで延ばしたうえで，粘膜弁を反転した．場合によっては薄い骨の殻がエナメル質を覆っているような例もあるが，これは鋭匙もしくは外科用ラウンドバーで除去可能である．次に歯冠の2/3を覆わずに残すような形で弁を戻し，吸収性縫合糸で骨膜に縫合する．軟組織が増生して歯を覆うことが懸念されるようなら，アタッチメントを接着したり包帯材を置いたりしてもよい．矯正歯科治療は，術後6週間で開始することが可能である．

埋伏歯があまり傾斜せず，直立した状態で口腔前庭部深くの唇側上方あるいは歯槽堤の中央上方に埋伏しているような場合は，閉鎖誘導法が選択されることになる（38ページ図2-4）．

唇側から歯槽堤の中央上方にあって位置異常をともなわない埋伏

閉鎖誘導法が選択されることになる（41ページ図2-5）．歯槽頂部に切開を加えるが，そこから縦切開を延長することで，唇側への弁の剥離・挙上が容易になる．

埋伏歯が歯槽堤の中央にある場合は，隣在歯の口蓋側歯肉溝へ切開を延長することで埋伏歯へのアプローチがより楽になる．この場合，犬歯の尖頭を確認したうえで歯冠の最大豊隆部が骨内の誘導穴を通って口腔内へ移動するのに十分なだけの骨除去を行う（図2-4）．

埋伏歯が唇側寄りにある場合は，殻のように歯冠を被覆する薄い骨が存在することもある．この骨の殻は鋭匙もしくはラウンドバーで容易に除去可能で，歯冠を露出させることができる．歯を周

図2-8　上顎右側犬歯が水平埋伏をきたした症例

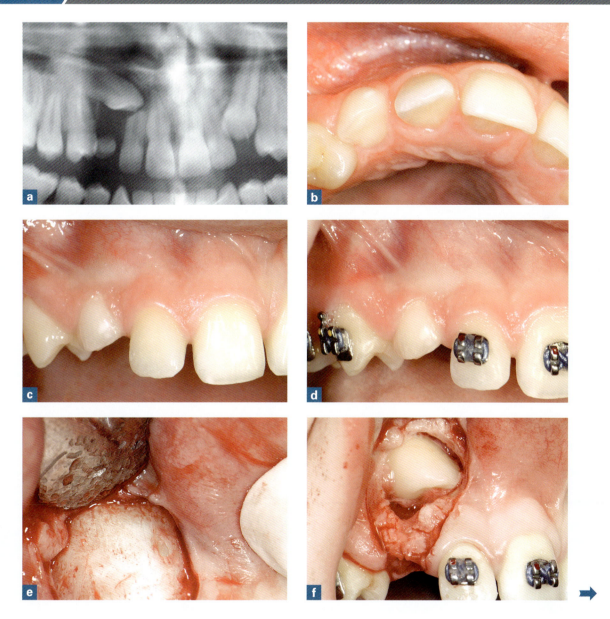

a，b：患者は思春期の女性．上顎右側犬歯が水平埋伏をきたしていた．犬歯は前方への傾斜を示しつつ，側切歯の根尖付近のやや唇側に位置していた．
c，d：ブラケットを装着して配列を始めた段階で，乳犬歯は残存していた．
e，f：そこで乳犬歯を抜去し，有茎弁を反転・挙上して骨を除去し，犬歯歯冠の2/3を露出させた．

2 上顎犬歯の唇側への埋伏

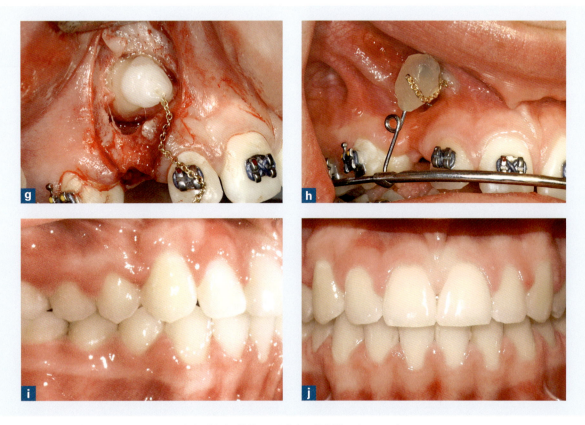

g：チェーン付きのアタッチメントを犬歯唇側面に接着し，有茎弁を根尖側にずらして戻した．
h：開窓術から8週間後，上顎両側第一大臼歯をつなぐ唇側弧線を装着し，犬歯歯冠に対して唇側方向の力を作用させるための補助ワイヤーをこの唇側弧線に取り付けた．これにより，唇側に力を加えることで，側切歯の歯根吸収の進行を防止できる．
i，j：治療後の口腔内写真．犬歯と側切歯の歯肉縁は，反対側と同じ高さになっていることがわかる．

（矯正歯科治療の症例写真はDr. Tim Quinn〔Gig Harbor, Washington〕のご厚意による）

囲組織から隔離して洗浄・乾燥・エッチングを施した後にボンディング材を塗布し，犬歯の唇側面に直接チェーンを接着する．

埋伏歯が歯槽堤の中央にある場合は，チェーンを切縁部に接着する．その後弁を元の位置に戻し，吸収性縫合糸で閉鎖と縫合を行う．チェーンは弁の裏を通って歯槽頂の切開部から口腔内に出るようにし，もう一端をアーチワイヤーか隣在歯のブラケットに留める（41ページ図2-5）．

術後2～3週間も経てば，犬歯に力を加えることが可能になる．メカニクスが適切であれば，自然萌出の場合と同様に歯槽頂部から出てくる形で歯を移動させることができるはずである．

矯正歯科治療のメカニクス

　唇側に埋伏した犬歯を誘導する矯正歯科治療のメカニクスは，隣在歯の歯根や歯槽骨の損傷を避けつつ，埋伏歯を生理的な形で誘導できるよう適切な方向に作用させなければならない．矯正力の方向を誤ると埋伏歯の移動が停止したり，歯根吸収が生じたり，あるいは隣在歯の唇側の骨の支持が失われたりする可能性が出てくる．

　どういったメカニクスが最適かは，隣在歯やその歯槽骨に対する埋伏歯歯冠の相対的位置によって決まってくる．

歯槽堤中央部への埋伏

　埋伏した犬歯が側切歯の歯根と第一小臼歯の歯根の間に位置しているような状況なら，犬歯はほぼ歯槽堤の中央にあり，犬歯の歯冠を包む唇側・口蓋側の皮質骨は健全な状態ということになろう．そうした状況であれば，開窓術で唇側の骨を広範に除去するのは得策ではなく，一般的には閉鎖誘導法で開窓が行われる．口腔外科医は，埋伏歯にチェーンを取り付け，他端を歯槽頂の切開部から口腔内に出す形で処置を行うことになる．

　埋伏歯を，垂直方向すなわち咬合面の方向に誘導するうえではさまざまなメカニクスが考えられるものの，筆者らは0.018インチの丸ワイヤーで作製したバリスタループを好んで用いている（33ページ図2-2，41ページ図2-5）．その際ループの長さは，唇側にあるアーチワイヤーから歯槽頂までの距離に等しくなるように調製する（図2-2f）．アクチベートされていないとき，バリスタループは咬合面方向すなわち下顎歯列のほうを向いている．上に持ち上げてアクチベートした状態にし，埋伏歯の歯冠表面に取り付けたチェーンと連結するとまっすぐ垂直方向の力が加わり，埋伏歯が歯槽堤の中央から萌出することになる．これは重要なことである．なぜならこのような移動様式をとることで，歯根唇側の骨に加わる悪影響が最小限に抑えられるからである．

　バリスタスプリングで埋伏歯を牽引する場合，単純に垂直方向へ牽引するだけなので，何ら骨吸収が起こることなく誘導を行うことができる．そのため急速な誘導というのもやろうと思えば可能である．しかし筆者らは，埋伏歯の移動を1か月あたり1mmに抑えることを推奨している．

　歯槽堤中央の埋伏歯を誘導する際にしばしば犯してしまうミスは，チェーンで歯を唇側に牽引してしまうことである．そうすると唇側に歯槽骨の裂開をきたし，ひいては歯肉退縮につながってしまう危険がある．つまり咬合面方向への力こそが，悪影響を最小限に抑えた移動経路をもたらしてくれるのである．

　歯槽堤中央に犬歯が埋伏している症例であっても，唇側に十分な量の歯肉がない場合もみられる．その場合は，開窓術としてAPFを使用する必要がある．APFを用いれば，埋伏した歯の歯冠が目視可能な状態になるため，歯にアタッチメントを接着することが可能となる．すると，歯の誘導に用いるメカニクスを単純化でき，歯を下方に移動させるためにエラスティックチェーンを使用することもできるようになる（36ページ図2-3）．

位置異常をともなった唇側への埋伏

　上顎犬歯が位置異常をともなって唇側に埋伏している場合，そのほとんどは歯が近心位にあって側切歯の歯根に乗り上げた状況である．本章ですでに述べたように，位置異常をともなう唇側へ埋伏した犬歯に対する開窓術は，アプローチが容易で視認性に優れた術後環境を提供してくれるAPFとほぼ相場が決まっている．しかし近心位

2 上顎犬歯の唇側への埋伏

図2-9 埋伏した上顎左側犬歯をアタッチメントとエラスティックチェーンで誘導した症例

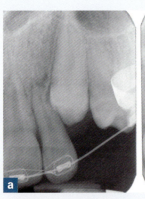
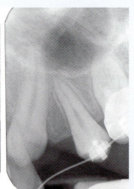
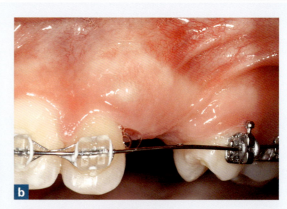
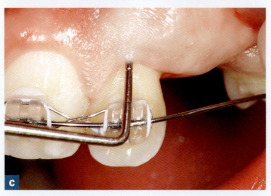
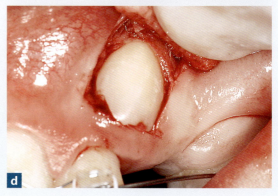

a, b：歯の配列余地の確保と上顎左側犬歯の萌出誘導のために上下顎第一小臼歯の抜去を行ったが(a)，上顎左側犬歯は自力での萌出がみられなかった(b)．
c：外科的アプローチの計画を立てるため，側切歯唇側面にはプロービングによる診査を行った．
d：側切歯歯頸部に十分な幅の歯肉を残す形で有茎弁を反転・挙上した．

にある上顎犬歯を誘導するメカニクスは，犬歯歯冠の側切歯歯根に対する相対的な高さによってさまざまに変わる．

時に，犬歯歯冠が側切歯歯根の中ほどの位置に埋伏していることがある（図2-9．33ページ図2-2も参照のこと）．その場合は，APFで開窓を行った段階で犬歯歯冠の2/3はすでに十分唇側の位置にあるということがほとんどであろうから，犬歯にエラスティックチェーンでまっすぐ遠心方向の力を加え，歯列内に誘導するといった処置が可能である．歯冠はすでに歯槽骨の外に出ているわけなので，歯をまっすぐ遠心方向に牽引したとしても，エナメル質が骨と当たるという事態には至らない．つまりこのタイプの症例では，歯根が骨内を生理的な形で移動していくわけである．

41ページ図2-5と図2-9に，閉鎖誘導法の応用も可能だったかもしれないと思われるボーダーラインの症例を示す．埋伏歯の傾斜が30°未満であったため，閉鎖誘導法でもこれらの歯を誘導できた可能性があったのである．繰り返しになるが，

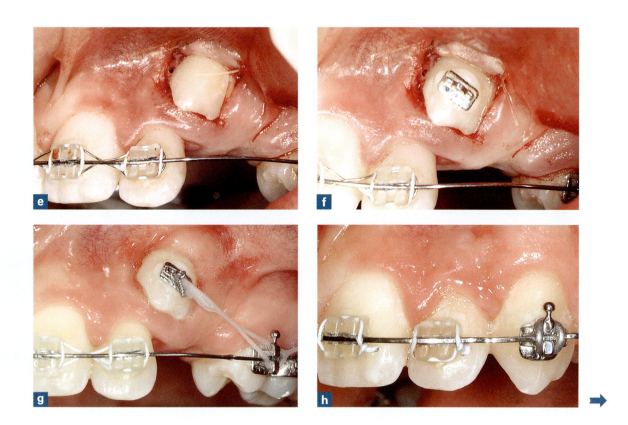

e, f：有茎弁を上方にずらした箇所に位置づけ，埋伏している犬歯の歯冠にアタッチメントを接着した．
g, h：開窓術から8週間後，エラスティックチェーンを取り付けて歯列内への犬歯の誘導を図った．

術前の口腔外科医と矯正歯科医との話し合いが，方針決定上のポイントである．

症例によっては犬歯歯冠の遠心移動中に側切歯歯根に損傷が加わるのを避けるため，アーチワイヤーから延長部を設けることでエラスティックチェーンを掛ける位置をより上方に設定し，埋伏歯の牽引方向が下方にならず，遠心方向となるよう工夫することが有益である（図2-2）．

まず，まっすぐ遠心方向への力を加える．乗り上げている側切歯から埋伏歯が離れてしまえば，後はアーチワイヤーやエラスティックチェーンでまっすぐ垂直方向の力を加え，歯を本来の位置に誘導することが可能となる．このタイプの症例では，犬歯を遠心へ移動させている間に側切歯のブラケットを撤去しておく必要のある場合もしばしばみられる．そうすることで，牽引中の犬歯が側切歯歯根に接近してきたとしても，側切歯歯根が自由に逃げられる余地が確保できることになる．これが，側切歯を骨吸収や歯根吸収から守ることにつながる．

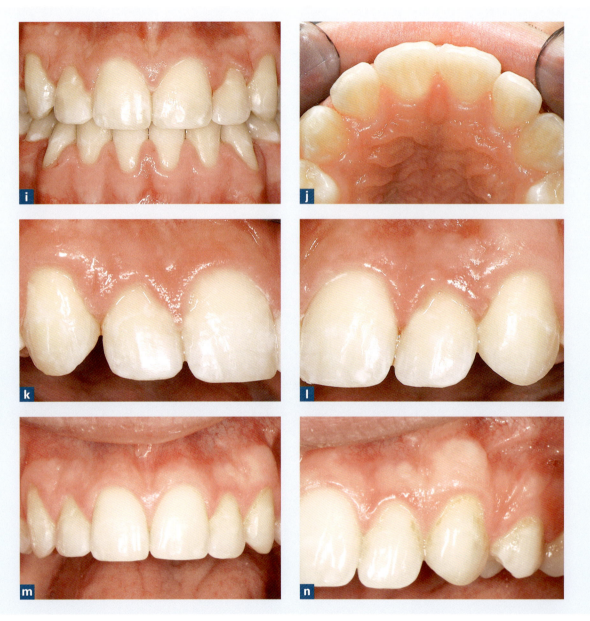

i〜l：矯正歯科治療後の口腔内写真．上顎左側側切歯ならびにかつて埋伏していた上顎左側犬歯の歯肉縁の高さは，上顎右側側切歯・犬歯とほぼ同じレベルにあった．
m，n：矯正歯科治療後9年．歯の位置や軟組織は安定した状態が維持されていた．

図2-10 上顎右側犬歯が唇側に移転歯状態で埋伏している症例

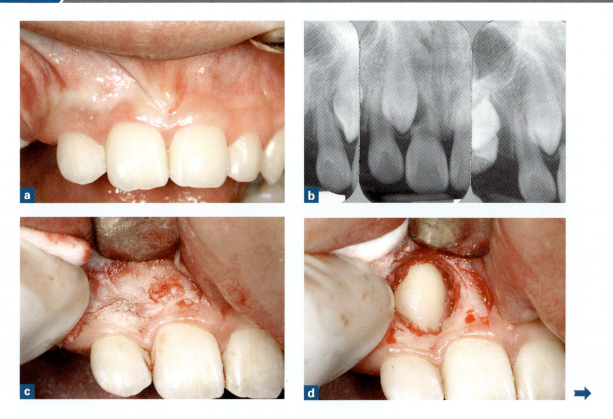

a, b：患者は思春期の女性．上顎右側犬歯が移転歯状態で上顎右側中切歯と側切歯の歯根間唇側に埋伏していた．中切歯と側切歯の歯根には，すでに重度の歯根吸収が生じていた．
c：中切歯と側切歯の歯頸部に歯肉を残す形で，唇側に骨膜を含まない有茎弁を反転・挙上した．
d：その後，被覆した歯槽骨を除去して犬歯の歯冠の2/3を露出させた．

矯正歯科治療で遭遇する困難な事項

　唇側に埋伏する上顎犬歯のうち，矯正歯科治療が最も困難なのは上方，すなわち側切歯の根尖にきわめて近接した位置にある犬歯である．このタイプの症例では，埋伏歯の歯冠は歯槽内にあって，上下的には側切歯根尖より上方に，唇舌的には側切歯根尖より唇側にある．こういった歯に対して最初に行う移動の方向は唇側方向である（図2-10，60ページ図2-11，44ページ図2-6，51ページ図2-8も参照のこと）．

　歯をまっすぐ唇側方向へ移動させる装置の設計としてはいくつかのタイプが挙げられる．その1つが，0.018インチ丸ワイヤーで作製したバリスタループである．この場合，バリスタループはアクチベートしていない状態で唇側に向くような形に作製する．そしてループが犬歯に接着されたアタッチメントへ引き寄せられることで，犬歯の歯冠に唇側方向の力を作用させるわけである（図2-6h, i）．いったん犬歯の歯冠を唇側に十分引き出せば，後はエラスティックチェーンを使用して歯を遠心かつ下方へ移動させることができるようになる（図2-6j, k）．

2　上顎犬歯の唇側への埋伏

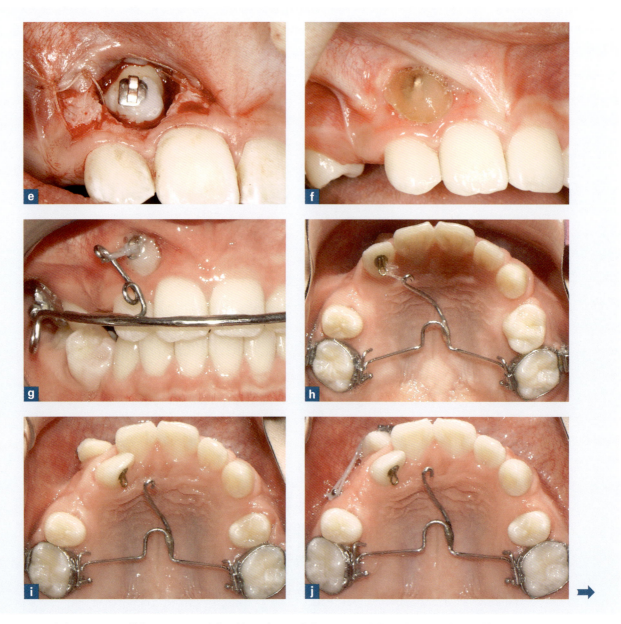

e, f：犬歯にクリートを接着したうえで，犬歯の歯冠が露出した状態になるよう有茎弁を根尖側にずらして縫合した．犬歯の上にはBarricaid®光重合型透明歯周包帯材を置いた．

g：開窓術後6週間で矯正歯科治療による犬歯の牽引を開始した．中切歯と側切歯の歯根にさらなる損傷が加わることを避けるため，0.045インチの唇側弧線を両側の第一大臼歯にわたす形で装着した．
埋伏した犬歯に唇側向きの力を加えられるよう，唇側弧線にはループ付き補助ワイヤーを設けた．

h：さらに，側切歯を犬歯から遠ざけるため，側切歯に口蓋方向の力を加えた．

i～k：犬歯を唇側へ，側切歯を口蓋側へ移動させてから，ミニスクリューを上顎右側第二小臼歯の近心に植立し，エラスティックチェーンで犬歯を牽引するための固定源として使用した．

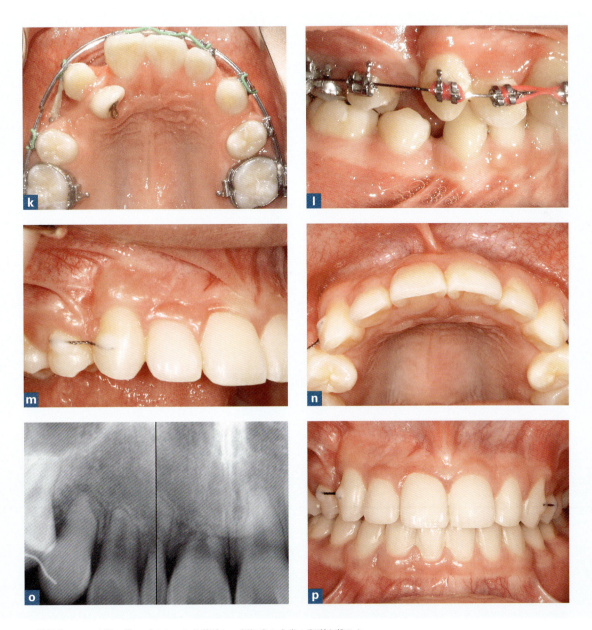

l：最終的には，上顎の歯にブラケットを装着し，側切歯と犬歯の配列を整えた．

m, n：ブラケット撤去後，空隙の再発を防止するため上顎右側犬歯から第二小臼歯までをつなぐワイヤーを接着した．

o：矯正歯科治療終了段階で歯根の短小化がみられたものの，治療前のエックス線写真以降の歯根吸収は最小限に抑えることができた．

p：矯正歯科治療後4年の口腔内写真．歯の位置は安定した状態が維持されており，審美的にもきわめて良好な状態であった．

（矯正歯科治療の症例写真はDr. Tim Quinn〔Gig Harbor, Washington〕のご厚意による）

2　上顎犬歯の唇側への埋伏

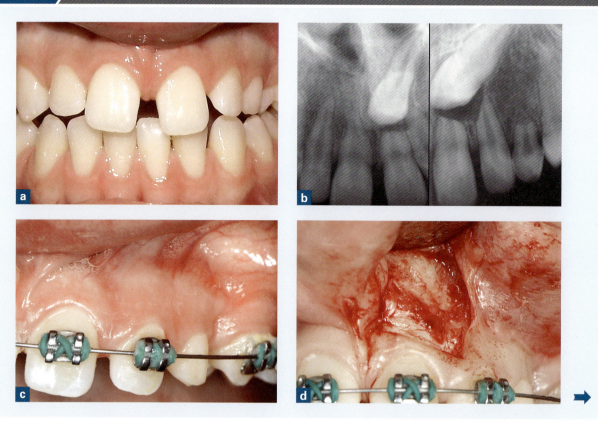

図2-11 上顎左側犬歯の埋伏により重度の歯根吸収がみられた症例

a, b：患者は思春期の女性であるが，上顎左側犬歯が歯槽堤の中央部に埋伏し，中切歯と側切歯に重度の歯根吸収をきたしていた．
c：ブラケットを装着して初期配列を行った．
バッカルオブジェクトルールに基づくエックス線写真診査と触診の結果，犬歯の開窓は唇側から行うのが適当と判断した．
d：中切歯歯頸部に歯肉を残す形で，有茎弁を反転・挙上した．

　矯正歯科医が最もよく犯すミスは，上方にある唇側に埋伏した犬歯をいきなり遠心方向へ移動させようとすることである．これでは生理的な流れに基づいた歯の移動にはならない．埋伏歯の歯冠が遠心に牽引されて歯槽部の皮質骨に当たると，圧迫力が加わるには違いないが，変化としてはしばらくの間何も起こらない．というのは，エナメル質は圧迫力によって骨に壊死をきたすことはあっても，骨を吸収することはないからである．壊死にせよ何にせよ，最終的に骨のほうが歯に道を譲ることになるのだが，そこに至る過程で途方もない期間が費やされ，同時に動きの鈍い埋伏犬歯の方向へ固定源の歯が相反的に引き寄せられてしまう可能性がある．

　上方にある唇側に埋伏した犬歯をまっすぐ唇側に移動させるもう1つの方法は，弧線状で両側第一大臼歯のヘッドギアチューブに入り込む設計の補助的な唇側弧線を用いる方法である．この唇側弧線にはワイヤーが縦方向にロウ着される（51ページ図2-8，図2-11）．ロウ着された補助ワ

矯正歯科治療のメカニクス

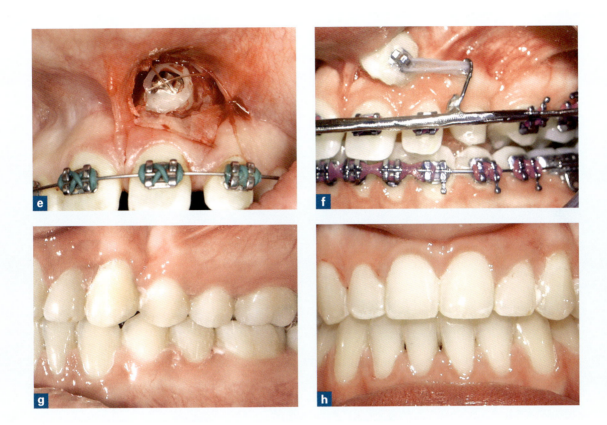

e：犬歯の歯冠の2/3が露出するよう被覆した歯槽骨の除去を行い，犬歯にクリートを接着した．その露出状態を保つように，弁は根尖側にずらして位置づけた．また上顎左側乳歯は抜去した．
f：切歯の歯根にさらなる傷害が生じないよう，埋伏歯に対して唇側，それから遠心へと力を加える手段として補助ワイヤーの付いた0.045インチの唇側弧線を用いた．
g，h：矯正歯科治療後の口腔内写真．犬歯は良好に配列されて咬合し，上顎前歯の審美性も理想的な状態となっている．

（矯正歯科治療の症例写真はDr. Tim Quinn〔Gig Harbor, Washington〕のご厚意による）

イヤーは唇側埋伏歯の高さにちょうど等しい長さとし，この歯に唇側向きの力が作用するようにロウ着された補助ワイヤーにはループを設ける．つまり埋伏歯が歯槽部から速やかに出て，その後遠心方向へ移動できるよう導くわけである．埋伏歯を骨から引き出すのに必要な力を作用させるため，埋伏した犬歯と補助ワイヤーの間にエラスティックチェーンを用いるのも1つの手である．

　位置異常をともなう唇側埋伏の犬歯を効率的に移動させるうえで，隣にある側切歯が1つの障害になることがある．そうした状況であれば，側切歯移動用の補助ワイヤーを備えたパラタルバーを用いて，先に側切歯を口蓋側に移動させておくことが好ましい（57ページ図2-10）．犬歯が十分遠心に移動でき，側切歯の歯根が傷害される危険がなくなれば，側切歯は元あった歯列内の正常な位置へと戻してやることができる．

　時には，位置異常をともなう唇側埋伏の犬歯が

上顎中切歯の歯根に乗り上げる状態で埋伏するようなこともある（60ページ図2-11）。この状態の場合、遠心方向の力をかける前に犬歯の歯冠を唇側に出してやることが絶対不可欠である。矯正歯科医がこの歯をすぐに遠心方向へと移動させるようなミスを犯せば、単に中切歯・側切歯の歯根に傷害が及ぶ可能性が高まるだけでなく、矯正歯科治療終了後の中切歯・側切歯の歯槽骨レベルに重大な悪影響が及ぶ可能性がある。犬歯の歯冠が十分唇側に出れば、その後は徐々に遠心へ、最終的には歯列弓内へと移動させることが可能になる。

歯への器具の取り付けについて

閉鎖誘導法を用いる場合の最も単純にして最良の手法は、アタッチメントなしで、チェーンを直接歯に接着するやり方である（41ページ図2-5）。よりしっかり接着でき、しかもかさばらない。また弁を戻したときにチェーンの当たる場所に穿孔を生じるようなことは少ない。アタッチメントを用いるとかさばってしまうため、穿孔が生じて歯肉欠損の原因となりやすく、後で歯肉移植や結合組織の移植が必要になる可能性が高まる。

考慮すべき重要事項

画像診断について

唇側へ埋伏した犬歯の場合、外科的開窓術に先立って犬歯歯冠の正確な位置を把握するため、多くの臨床家はCBCTを撮影する。CBCTを用いれば犬歯と中切歯・側切歯との位置関係を三次元的に評価できるため[15-21]、側切歯に生じることの多い唇側の歯根吸収の度合いを、矯正歯科治療開始前の段階で把握することが可能となる（図2-12）。歯根吸収が中切歯や側切歯の歯髄腔にまで達することもしばしばあり、実際にそういう像を目にすると恐ろしい気持ちになる。

そうした歯は、唇側の歯根吸収によって非常に大きな傷害を受けており、慎重な予後観察を要する状況にあることは事実である。しかしわれわれは多年にわたって3D画像なしで治療を進めなければならない状況にあり、そのため側切歯に生じた歯根吸収の程度については知りえなかった。それでも筆者らは過去35年に及ぶ経験の中で、唇側の歯根吸収のせいで喪失に至った側切歯や中切歯というものを目にしたことは一度もない。

過去の研究によると、唇側の歯根吸収は露出した象牙質に細胞セメント質が添加され、常態的に修復が行われているとのことである[22,23]。付け加えると、こういった歯に根管治療が必要になるようなことはほとんどない。

図2-12　上顎左側犬歯が側切歯の根尖付近唇側に埋伏していた症例

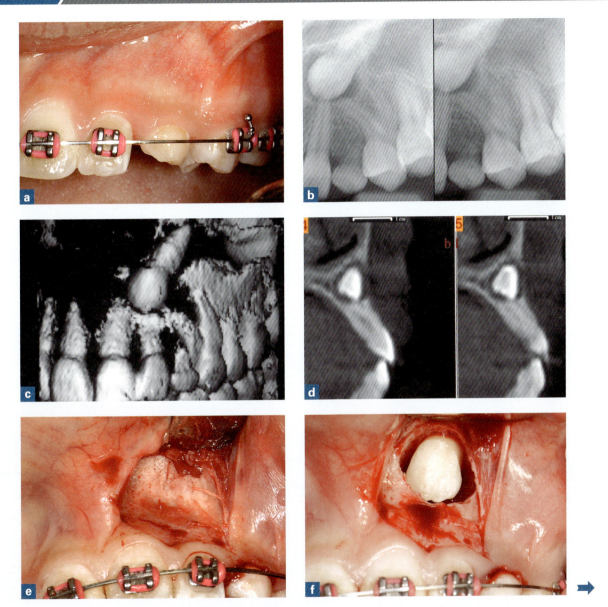

a, b：上顎左側犬歯が，側切歯根尖付近の唇側に埋伏していた．
c, d：CBCTの立体構築画像と断面像．埋伏した犬歯の歯冠は側切歯の根尖よりもわずかに唇側にあることがわかった．
e：中切歯と側切歯の歯頸部に歯肉を残した形で，全層有茎弁を反転・挙上した．
f：骨を除去し，埋伏した犬歯歯冠を露出させた．

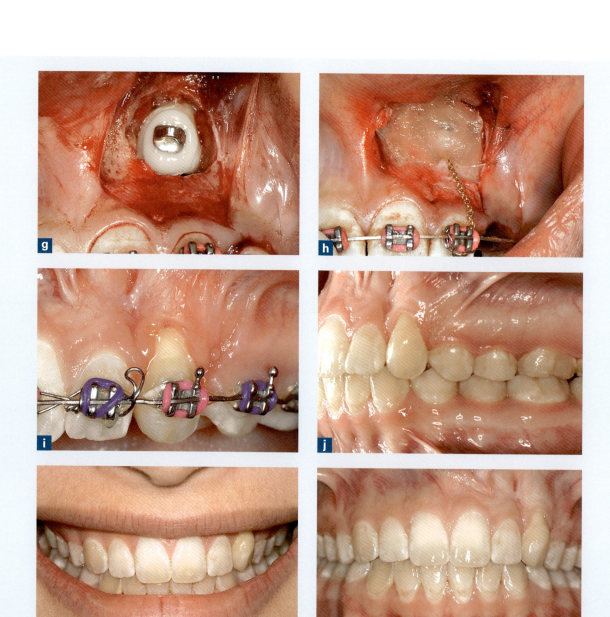

g, h：犬歯歯冠にクリートを接着した後，弁を根尖側にずらして位置づけた．クリートにはチェーンを取り付け，露出させた歯の上にBarricaid®光重合型透明歯周包帯材を置いた．

i：埋伏していた犬歯は歯列内に誘導された．若干の歯肉退縮を認めるものの，これには後ほど結合組織移植で対応することとした．

j～l：矯正歯科治療終了時．

（矯正歯科治療の症例写真はDr. Roy Gunsolus〔Seattle, Washington〕のご厚意による）

審美性について

Vermetleら[24]は，閉鎖誘導法で治療を行った患者とAPFで治療を行った患者について，歯周組織の状態ならびに審美性の観点から比較検討を行い，歯肉炎指数，プラーク指数，歯肉ポケットの深さ，歯槽骨の高さにおいて両群間に有意の差はみられなかったと述べている．

しかし彼らは，審美的な点では両群間に有意の差を認めている．APFを用いた群では，歯肉縁が上方に位置していたため，歯冠長が長くなっていたのである（46ページ図2-6m）．閉鎖誘導法で開窓術を行った歯の歯冠長は，埋伏していない反対側同名歯と同じであった．それに加えAPFで開窓術を行った唇側上方の埋伏歯は，弁が開窓時点で埋伏していた歯の周囲粘膜とつながって治癒することにより，矯正歯科治療終了後に再び沈み込んでいく傾向を示した．埋伏歯が歯列内に取り込まれるにつれて周囲粘膜は下方に引かれるが，矯正歯科治療終了後，この上皮付着が歯を上方に引き戻すことになるのである．このような問題は，閉鎖誘導法で治療を行った歯にはみられなかった．

同様にBeckerら[25]も，埋伏した上顎中切歯の開窓に閉鎖誘導法を用いた症例を検討した結果，やはり良好な審美性が得られたと報告している．

歯肉退縮について

位置異常をともなって唇側に埋伏した犬歯には，種々の問題がみられる．このタイプの歯はAPFを用いて歯を開放状態に保つ必要がある．矯正歯科治療の手順としては，まず埋伏した犬歯に対し唇側に引き出す力を加え，歯冠に側切歯を乗り越えさせるようにしなければならない（57ページ図2-10）．

位置異常が激しく上方に大きく転位している歯は，誘導後に歯肉退縮の生じる傾向がより大きくなる（図2-12）．筆者らの経験では，このタイプの歯の多くは治療開始前の段階で潜在的に歯槽骨の裂開を有しており，歯槽骨が薄いタイプの患者であれば，歯肉退縮の発生頻度はより高くなる．そのような患者には，矯正歯科治療終了後に結合組織移植を行うことで容易に対応可能である．結合組織移植をすれば，多くの場合歯根が歯肉に覆われた状態に導くことができる（113ページ図4-4）．

側切歯唇側の歯肉退縮のリスクを減少させるため，予防的に歯肉移植を行うことも可能である（33ページ図2-2）．この症例ではごく狭い幅の歯肉を歯頸部に残した状態で，側切歯部から有茎弁を反転・挙上した．犬歯は位置異常をともないつつ側切歯の唇側に位置していた．側切歯を乗り越える形で犬歯を移動させると歯肉退縮の生じる可能性があると考え，その予防のため，側切歯部に歯肉移植を行うことで十分な歯肉の幅を確保した．

歯の移動障害について

筆者らは，閉鎖誘導法が正しく実施されなかったため，弁を閉じた後に新生した骨がチェーンに絡まってしまった症例を数例経験している[26]（171ページ図7-11c）．

上方唇側にある埋伏歯を露出させるために口腔外科医が挙上する弁といえば，通常は全層の歯肉粘膜骨膜弁である．しかし口腔外科医が埋伏歯の歯冠にチェーンを接着し，骨膜剥離された骨の上にそのチェーンを載せるような形で弁を戻して骨やチェーンを覆ってしまうと，結果的にチェーンの上に骨膜が被さる形になってしまう．骨膜の内層は骨芽細胞でできているため，骨芽細胞層直下で骨の添加が始まり，最終的にチェーンが骨内に取り込まれてしまうというわけである．

そうなると，当然のことながら矯正歯科治療では歯を移動させることができなくなり，矯正歯科医としては，歯根に骨性癒着が生じているのでは

ないかという判断に至ってしまう．これは外科サイドのミスである．

この問題の解決策としては，歯槽頂付近の軟組織を部分層弁として挙上することで，歯槽頂部の骨膜を剥離せずに残す方法が考えられる．そのうえでチェーンやアタッチメントの接着に備え，埋伏歯のある部位では全層弁を挙上する．そしてチェーンを垂らして弁を戻すようにすると，チェーンは骨膜の外側に置かれる形となるため，チェーンに新生骨が絡まる危険性はなくなる．

歯根吸収について

本章で示した症例の中には，矯正歯科治療前の段階で隣在の側切歯，場合によっては中切歯にまで歯根吸収が生じている例がある（41ページ図2-5，44ページ図2-6，48ページ図2-7，51ページ図2-8，57ページ図2-10，60ページ図2-11，63ページ図2-12）．上顎犬歯の唇側埋伏の治療にともない，さまざまな程度の歯根吸収が生じた報告はこれまでにも数多くなされている[27-33]．その中には歯根吸収が著しく，歯根長にかなりの短小化が生じた症例もみられる．

歯根吸収をめぐる因果関係については今なお解明されていない部分があるものの，筆者らは，位置異常をともなって移動しつつある犬歯の周りにある吸収能をもつ歯嚢が，側切歯の歯根に近接することが原因と考えている．犬歯歯冠の萌出運動にともない，側切歯の歯根は自動的にそれを避ける方向に移動する症例がほとんどであるが，状況によっては側切歯や中切歯の歯根がうまく移動できず，歯根吸収が始まってしまう．歯根長にかなりの短小化がみられるのは，犬歯の歯冠が歯槽内，つまり歯槽堤の中央部に位置している場合である．

筆者らは，そうした症例のいくつかについて治療後何年もの間追跡を行い，矯正歯科治療後には必ず歯根吸収が停止することを確認した．Remingtonら[34]も，中等度から重度の歯根吸収を呈する多数の矯正歯科患者について，矯正装置撤去後10年以上にわたって評価を行い，これと同様の結果を報告している．

混合歯列期（7〜11歳）に，一般歯科医や小児歯科医がパノラマエックス線写真や根尖部のデンタルエックス線写真を用いて上顎犬歯の移動様相を定期的にチェックすることは重要である．ぜひともこの時期に，側切歯や中切歯の歯根に対する永久犬歯の近接度について評価を行うべきである[35]．発育中の永久犬歯がその隣にある側切歯の歯根を侵食し，初期の歯根吸収が生じ始めていることがわかったら，同部位の乳犬歯を抜去する．そうすることで萌出路の変化を生じさせ，発育中の永久犬歯が正常な萌出経路をとることを期待して誘導を図るのが賢明と思われる．

筆者らは，もし乳犬歯抜去後のエックス線写真から，側切歯の歯根吸収がさらに進み永久犬歯の萌出経路に変化がみられないことがわかったら，永久歯列に移行する前の段階で犬歯を唇側に移動させ，側切歯の歯根吸収を停止させるようすぐに犬歯に対して開窓術を行い，第1期の矯正歯科治療を開始することを推奨する．包括的な矯正歯科治療は永久歯列に移行してから行うわけであるが，少なくともこの段階で処置を行うことによって側切歯の歯根吸収は停止し，将来的な予後に明るい見通しがもてるようになるはずである．

歯を移動させる方向について

位置異常をともないつつ唇側に埋伏する犬歯に対して、当該歯に隣接する骨を溝状に削除するトローフィング（troughing）を行うよう勧める口腔外科医もいる[36]．これは、骨を除去して溝を形成することで、犬歯の歯冠が自律的に歯槽骨内を遠心方向へ移動するうえでの抵抗を減じようとするものである．

しかし、筆者らは歯槽骨のトローフィングを推奨しない．というのは、生理的な歯の移動過程とは骨中を歯根が移動することであり、歯冠が移動することではないと信じるからである．つまり犬歯が歯槽内に埋伏している場合、われわれは常に最初のステップとして犬歯の歯冠を唇側に引き出す作業を行い、歯槽部の皮質骨に対して犬歯の歯冠が十分唇側に誘導されてから初めて、歯列弓内での最終的な位置に向かって犬歯を遠心方向へ移動させる作業に移るようにしている．この遠心移動の期間中は、歯冠ではなく歯根が歯槽骨内を移動する．こうして破壊的な過程ではなく、生理的な過程をたどって歯の移動が進行することになる．トローフィングによって過度に骨を除去することは、将来的に矯正歯科治療後の犬歯に対する骨の支持に問題を引き起こす危険がある．加えて、何らかの理由で犬歯をあるべき位置に移動できなかった結果抜歯が必要になった場合には、将来のインプラント植立に向けて骨の保存が必須条件となる．

これらの理由から、筆者らはトローフィングを推奨しない．

歯冠長の問題について

ときどき、矯正歯科治療を終了した段階で歯肉縁の高さに不調和がみられることがある．これは、埋伏歯側の歯肉退縮に起因することもあれば、反対側犬歯の臨床的歯冠の短小化が原因であることもある（44ページ図2-6）が、唇側かつ上方に埋伏した歯の場合により頻繁にみられる．もし審美的に問題になるようであれば、埋伏していた犬歯に対する結合組織移植、あるいは反対側の犬歯に対する歯肉切除術や歯槽骨切除術による改善が可能である．

歯肉縁の高さの不調和について、反対側の犬歯に問題がある場合、歯肉切除術と歯槽骨切除術のどちらを行うべきかは当該歯の歯槽骨の高さと歯肉量を評価して決めることになるが、多くの場合では、歯槽骨がCEJに近接しすぎていて正常な生物学的距離（CEJから約2mm）を確保する必要があるということから、歯槽骨切除術のほうが選択される．通法にしたがって弁を反転・挙上し、歯槽骨縁の形態修正を行うことでこの問題は改善され、両側の犬歯の歯冠長を同じ長さにそろえることができる（図2-6）．

それに対し、付着歯肉の幅が十分にあって歯肉溝の深さが過剰（3〜4mm）である場合は、単純な歯肉切除術による改善が可能である（31ページ図2-1）．

おもしろいことに、閉鎖誘導法を用いた場合、治療終了段階で歯冠長が短すぎることになりやすい（38ページ図2-4）．これは、埋伏歯が歯槽堤の中央にあって唇側に歯槽骨の裂開がないことに起因するが、すでに述べた方法（歯槽骨切除術）で容易に改善可能である．

2　上顎犬歯の唇側への埋伏

図2-13　複数の永久歯抜歯が必要となった上顎犬歯の埋伏例

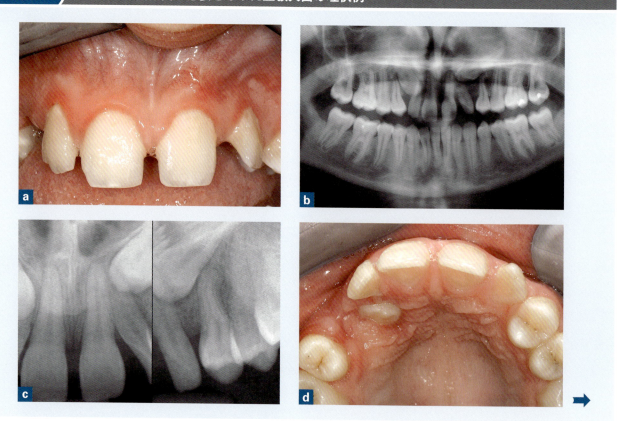

a〜d：患者は思春期の女性．上顎両側犬歯に埋伏がみられた．上顎右側犬歯は口蓋側に位置していたが，開窓術により自律的に萌出した．一方，上顎左側犬歯は上顎左側中切歯・側切歯の根尖より上方に位置していた．上顎の歯列には重度のアーチレングスディスクレパンシーが認められ，永久歯の抜歯を要する状態であった．

側切歯の配列について

　上顎の犬歯が位置異常をともなって唇側に埋伏している場合，側切歯の歯根は舌側に転位する傾向がある（57ページ図2-10）．その結果，側切歯の歯冠はしばしば唇側傾斜を示す．矯正歯科治療の初期段階において，犬歯を側切歯の歯根から離れた場所に移動させるまでの期間，側切歯にはアーチワイヤーを通さないのが賢明である．側切歯にアーチワイヤーを通した段階から，歯根の傾きが徐々に改善されていく．

　このように犬歯が位置異常をともなって唇側に埋伏している症例は，必ず側切歯歯根の傾きの改善が必要であるため，通常より治療期間が長めとなる．この作業は，ラビアルルートトルクを加えた太い角ワイヤーを用いて歯根を唇側に，歯冠を口蓋側に移動させることで達成される．この動きを助けるため，場合によっては補助的なトルキングスプリングの使用も有効である．

　ただ側切歯の歯根にトルクを加えることにともなうリスクの1つとして，歯根が唇側に移動するにつれてさらなる歯根吸収が生じる可能性のあることが挙げられる．そのため，側切歯に位置異

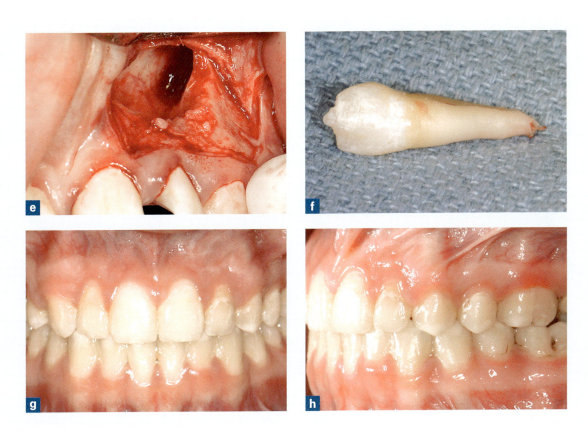

e, f：歯の配列余地を確保するため，上顎右側第一小臼歯と上顎左側犬歯の抜歯を行った．
g, h：最終的な咬合状態を示す口腔内写真．上顎左側犬歯に代わって上顎左側第一小臼歯がその役目を果たしている．

（矯正歯科治療の症例写真はDr. Doug Knight〔Tacoma, Washington〕のご厚意による）

常をともなって埋伏した犬歯が食い込み，側切歯に重度の歯根吸収が生じている患者については，さらなる歯根吸収を回避する観点から，最終的な側切歯の歯根の位置づけを妥協して治療を終えることも時には必要であろう．

犬歯を抜歯するか移動させるかの判定

唇側に埋伏した犬歯の中には，移動を図るよりも抜歯を行う方が賢明と思われる例もある[37-41]．たとえば，側貌は良好ながら上顎歯列に歯列弓周長の不足があって，上顎第一小臼歯の抜歯が避けられないような場合がそれである（図2-13）．

しかし，もし上顎第一小臼歯が歯列内で良好な位置にあるようであれば，第一小臼歯を抜歯してから埋伏した犬歯を矯正歯科治療で移動させるという難しい作業を行うことは，もしかすると適切ではないかもしれない．むしろ埋伏した犬歯を抜去し，第一小臼歯を犬歯の代わりに用いるという治療計画にした方が賢明であろう．

参考文献

1. Bass TB. Observations on the misplaced upper canine tooth. Dent Pract Dent Rec 1967;18(1):25-33.
2. Johnston WD. Treatment of palatally impacted canine teeth. Am J Orthod 1969;56(6):589-596.
3. Chung DD, Weisberg M, Pagala M. Incidence and effects of genetic factors on canine impaction in an isolated Jewish population. Am J Orthod Dentofacial Orthop 2011;139(4):e331-335.
4. Sajnani AK, King NM. The sequential hypothesis of impaction of maxillary canine - a hypothesis based on clinical and radiographic findings. J Craniomaxillofac Surg 2012;40(8):e375-385.
5. Kim Y, Hyun HK, Jang KT. Interrelationship between the position of impacted maxillary canines and the morphology of the maxilla. Am J Orthod Dentofacial Orthop 2012;141(5):556-562.
6. Yan B, Sun Z, Fields H, Wang L, Luo L. Etiologic factors for buccal and palatal maxillary canine impaction: a perspective based on cone-beam computed tomography analyses. Am J Orthod Dentofacial Orthop 2013;143(4):527-534.
7. Williams BH. Diagnosis and prevention of maxillary cuspid impaction. Angle Orthod 1981;51(1):30-40.
8. Alessandri Bonetti G, Incerti Parenti S, Zanarini M, Marini I. Double vs single primary teeth extraction approach as prevention of permanent maxillary canines ectopic eruption. Pediatr Dent 2010;32(5):407-412.
9. Olive RJ. Orthodontic treatment of palatally impacted maxillary canines. Aust Orthod J 2002;18(2):64-70.
10. O'Neill J. Maxillary expansion as an interceptive treatment for impacted canines. Evid Based Dent 2010;11(3):86-87.
11. Vanarsdall RL, Corn H. Soft-tissue management of labially positioned unerupted teeth. Am J Orthod 1977;72(1):53-64.
12. Kokich VG, Mathews DP. Surgical and orthodontic management of impacted teeth. Dent Clin North Am 1993;37(2):181-204.
13. Kokich VG. Surgical and orthodontic management of impacted maxillary canines. Am J Orthod Dentofacial Orthop 2004;126(3):278-283.
14. Richards AG. The buccal object rule. Dent Radiogr Photogr 1980;53(3):37-56.
15. Haney E, Gansky SA, Lee JS, Johnson E, Maki K, Miller AJ, Huang JC. Comparative analysis of traditional radiographs and cone-beam computed tomography volumetric images in the diagnosis and treatment planning of maxillary impacted canines. Am J Orthod Dentofacial Orthop 2010;137(5):590-597.
16. Alqerban A, Jacobs R, Fieuws S, Willems G. Comparison of two cone beam computed tomographic systems versus panoramic imaging for localization of impacted maxillary canines and detection of root resorption. Eur J Orthod 2011;33(1):93-102.
17. Botticelli S, Verna C, Cattaneo PM, Heidmann J, Melsen B. Two- versus three-dimensional imaging in subjects with unerupted maxillary canines. Eur J Orthod 2011;33(4):344-349.
18. Wriedt S, Jaklin J, Al-Nawas B, Wehrbein H. Impacted upper canines: examination and treatment proposal based on 3D versus 2D diagnosis. J Orofac Orthop 2012;73(1):28-40.
19. Rossini G, Cavallini C, Cassetta M, Galluccio G, Barbato E. Localization of impacted maxillary canines using cone beam computed tomography. Review of the literature. Ann Stomatol 2012;3(1):14-18.
20. Jung YH, Liang H, Benson BW, Flint DJ, Cho BH. The assessment of impacted maxillary canine position with panoramic radiography and cone beam CT. Dentomaxillofac Radiol 2012;41(5):356-360.
21. Sajnani AK, King NM. Diagnosis and localization of impacted maxillary canines: comparison of methods. J Investig Clin Dent 2013;4(4):252-256.
22. Ericson S, Kurol J. Incisor root resorptions due to ectopic maxillary canines imaged by computerized tomography: a comparative study in extracted teeth. Angle Orthod 2000;70(4):276-283.
23. Owman-Moll P, Kurol J, Lundgren D. Repair of orthodontically induced root resorption in adolescents. Angle Orthod 1995;65(6):403-408; discussion 409-410.
24. Vermette ME, Kokich VG, Kennedy DB. Uncovering labially impacted teeth: apically positioned flap and cosed-eruption techniques. Angle Orthod 1995;65(1):23-32; discussion 33.
25. Becker A, Brin I, Ben-Bassat Y, Zilberman Y, Chaushu S. Closed-eruption surgical technique for impacted maxillary incisors: a postorthodontic periodontal evaluation. Am J Orthod Dentofacial Orthop 2002;122(1):9-14.

26. Alessandri Bonetti G, Incerti Parenti S, Daprile G, Montevecchi M. Failure after closed traction of an unerupted maxillary permanent canine: Diagnosis and treatment planning. Am J Orthod Dentofacial Orthop 2011;140(1):121-125.

27. Falahat B, Ericson S, Mak D'Amico R, Bjerklin K. Incisor root resorption due to ectopic maxillary canines: a long-term radiographic follow-up. Angle Orthod 2008;78(5):778-785.

28. Alqerban A, Jacobs R, Lambrechts P, Loozen G, Willems G. Root resorption of the maxillary lateral incisor caused by impacted canine: a literature review. Clin Oral Investig 2009;13(3):247-255.

29. Brusveen EM, Brudvik P, Bøe OE, Mavragani M. Apical root resorption of incisors after orthodontic treatment of impacted maxillary canines: a radiographic study. Am J Orthod Dentofacial Orthop 2012;141(4):427-435.

30. Kim Y, Hyun HK, Jang KT. The position of maxillary canine impactions and the influenced factors to adjacent root resorption in the Korean population. Eur J Orthod 2012;34(3):302-306.

31. Lai CS, Bornstein MM, Mock L, Heuberger BM, Dietrich T, Katsaros C. Impacted maxillary canines and root resorptions of neighbouring teeth: a radiographic analysis using cone-beam computed tomography. Eur J Orthod 2013;35(4):529-538.

32. Yan B, Sun Z, Fields H, Wang L. Maxillary canine impaction increases root resorption risk of adjacent teeth: a problem of physical proximity. Am J Orthod Dentofacial Orthop 2012;142(6):750-757.

33. Strbac GD, Foltin A, Gahleitner A, Bantleon HP, Watzek G, Bernhart T. The prevalence of root resorption of maxillary incisors caused by impacted maxillary canines. Clin Oral Investig 2013;17(2):553-564.

34. Remington DN, Joondeph DR, Artun J, Riedel RA, Chapko MK. Long-term evaluation of root resorption occurring during orthodontic treatment. Am J Orthod Dentofacial Orthop 1989;96(1):43-46.

35. Garib DG, Janson G, Baldo Tde O, dos Santos PB. Complications of misdiagnosis of maxillary canine ectopic eruption. Am J Orthod Dentofacial Orthop 2012;142(2):256-263.

36. Crescini A, Baccetti T, Rotundo R, Mancini EA, Prato GP. Tunnel technique for the treatment of impacted mandibular canines. Int J Periodontics Restorative Dent 2009;29(2):213-218.

37. García B, Boronat A, Larrazabal C, Peñarrocha M. Immediate implants after the removal of maxillary impacted canines: a clinical series of nine patients. Int J Oral Maxillofac Implants 2009;24(2):348-352.

38. Patel S, Fanshawe T, Bister D, Cobourne MT. Survival and success of maxillary canine autotransplantation: a retrospective investigation. Eur J Orthod 2011;33(3):298-304.

39. de Oliveira MV, Pithon MM. Attempted traction of impacted and ankylosed maxillary canines. Am J Orthod Dentofacial Orthop 2012;142(1):106-114.

40. Boffano P, Schellino E, Giunta G, Gallesio C. Surgical removal of impacted maxillary canines. J Craniofac Surg 2012;23(5):1577-1578.

41. Mirabella D, Giunta G, Lombardo L. Substitution of impacted canines by maxillary first premolars: a valid alternative to traditional orthodontic treatment. Am J Orthod Dentofacial Orthop 2013;143(1):125-133.

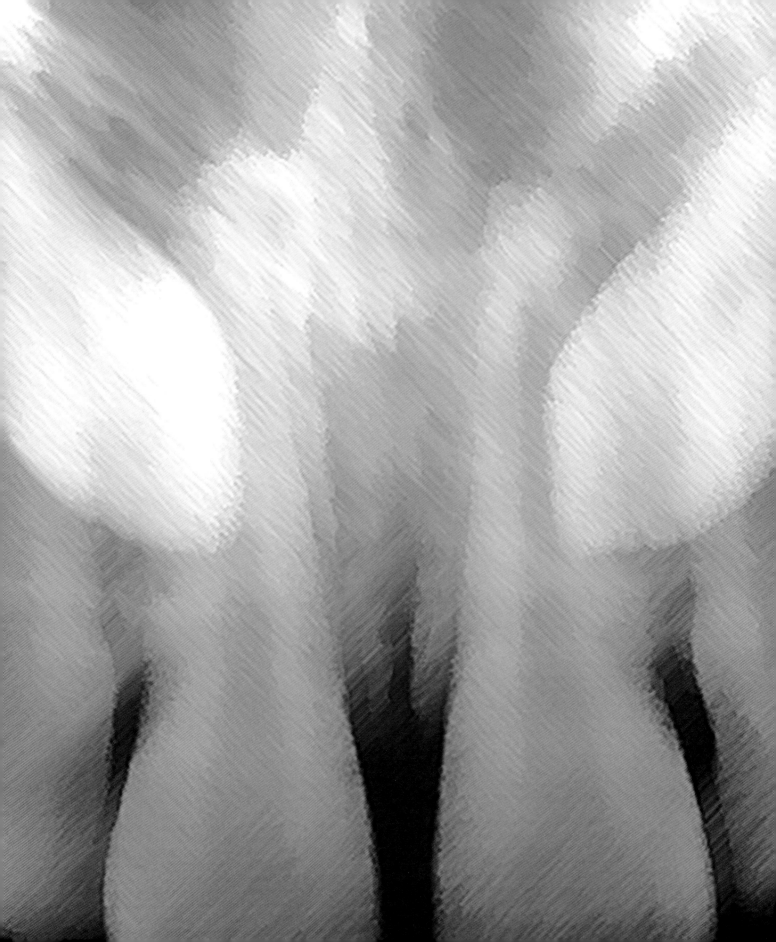

3 上顎犬歯の口蓋側への埋伏

前章で述べたように，上顎犬歯の埋伏は下顎第三大臼歯の埋伏に次いで高頻度にみられ[1]，その1/3は唇側への埋伏であり，残りの2/3が口蓋側への埋伏である[2-4]．口蓋側に埋伏した犬歯の発現頻度は，全人口の1.0％ないしは2.5％と推定されている[5,6]．

また，犬歯を口蓋側への埋伏へと陥れる各要素は，エックス線写真であらかじめ把握することができるといわれている[7-10]．

口蓋側に埋伏した犬歯の対処法には，予防的なものと外科的なものの2つがある．

予防的処置

低年齢の患者で口蓋側埋伏の診断がなされ，その時点で犬歯の歯冠が隣接する側切歯の歯根を乗り越えていない状況なら，乳犬歯抜去が埋伏した犬歯の自律的萌出を助ける効果的な方法の1つとなる可能性がある[11-13]．しかし，埋伏した犬歯がすでに近心に移動しすぎている場合は，乳犬歯の抜去は無効である．埋伏歯の診断が後年にずれ込んだ場合に，こうした状況になりがちである[6]．

この他に，口蓋側に埋伏した犬歯の萌出誘導のために採りうる予防的処置がもう1つある．それは，まず乳犬歯を抜去した後，上顎側切歯と上顎第一乳臼歯間（歯列の発育状況によっては上顎側切歯と上顎第一小臼歯間）の空隙を，矯正歯科治療で広げてやることである[14-17]．これにより，位置異常のある犬歯には自力で萌出する可能性が生まれる．矯正歯科治療で空隙を拡大してやれば，埋伏した犬歯に，歯槽堤の中央部に向かって移動できる余地を与えることになる．ただ欠点として挙げられるのは，側切歯と第一大臼歯を引き離してしまうため，歯間に残った空隙を閉じる治療が後で必要となることが多い点である．

Leonardiら[18]は，思春期前半の症例において，上顎犬歯の抜歯に加えサービカルヘッドギアを用いることにより，80％の患者で口蓋側に埋伏した犬歯の萌出路に改善がみられたと報告している．しかしサービカルヘッドギアの適応となる不正咬合はごく一部であるため，口蓋側に埋伏した犬歯をもつすべての症例にこの方法を適用できるわけではない．

犬歯の口蓋側への埋伏を理由として他院から患者が紹介されてくるのは，すべての永久歯が萌出した後の時期か，あるいは犬歯の歯冠がすでに側切歯の歯根を乗り越えて近心側に移動してしまった段階であることがほとんどである．その場合は，外科的に歯を露出させた後に矯正歯科治療で埋伏歯を歯列へと誘導することが，唯一の有効な治療法になる[19]．口蓋側に埋伏した犬歯は，歯冠へ外科的に開窓が行われさえすれば自律的に萌出してくることもあるし，矯正歯科治療によって誘導がなされることもある．

次項からは，口蓋側に埋伏した犬歯に対する2つの外科的アプローチ「閉鎖誘導法」「矯正前開窓法」の違いを論じることとする．

図3-1　切歯管付近の口蓋側に上顎両側犬歯が埋伏していた症例

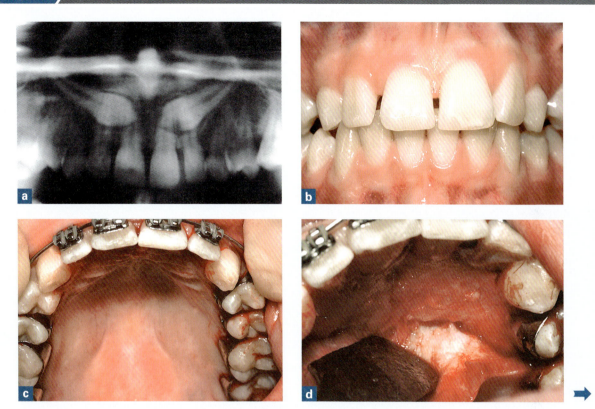

a：患者は思春期の女性．上顎の犬歯が両側とも口蓋側に埋伏しており，切歯管付近で両者が互いに接触しそうな状態だった．
b：咬合は，上顎前歯部に空隙を有するAngle I 級不正咬合を呈していた．
c：まずすべての歯にブラケットやバンドを装着し，歯の配列を整えた．
d：上顎右側小臼歯から左側小臼歯にかけて，口蓋に大きな1枚の全層弁を挙上した．犬歯は両側とも完全に骨で覆われていた．

閉鎖誘導法

　閉鎖誘導法（図3-1）とは，粘膜骨膜弁を挙上して口蓋側に埋伏した犬歯の歯冠を露出し，その埋伏歯が移動できるだけの十分な量の骨除去を行ってチェーンの一端を接着（他端は粘膜骨膜弁の切開部から口腔内に出す形とする）したうえで粘膜骨膜弁を元に戻し，埋伏歯を再度覆うというものである（次ページ図3-1g）．手術部位の治癒を待った後，矯正歯科治療で埋伏歯を歯列内へ誘導する処置が可能となる．

　何年もの間，この閉鎖誘導法は口蓋側に埋伏した犬歯の誘導に有効な方法として用いられてきた．ただしこの方法では，誘導の過程で隣接する側切歯の歯根吸収・骨欠損・歯周組織への悪影響などが生じる可能性がある．

　BeckerとZilberman[20]は，閉鎖誘導法を用いて口蓋側に埋伏した犬歯の治療を行う際に採るべき正しい誘導経路について検討した研究の中で，「矯正力は埋伏歯を側切歯歯根から引き離す形で

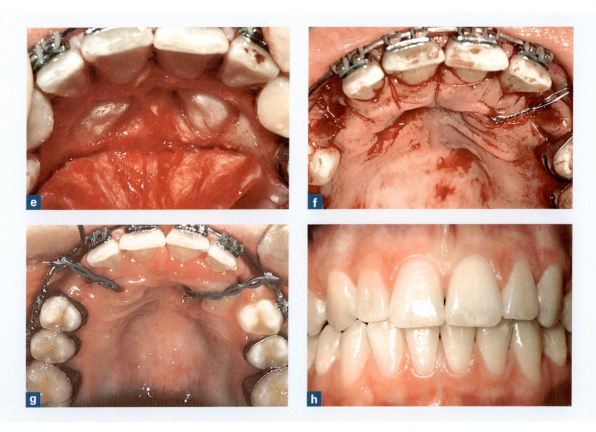

e:上顎両側犬歯の歯冠を被覆する骨を注意深く除去し,歯冠の表面にアタッチメントを接着した.
f:アタッチメントに結紮線を取りつけた後,穴を設けた全層弁を元に戻し,吸収性縫合糸で縫合を行った.結紮線はその穴を通って出る形とし,他端はアーチワイヤーに固定した.
g:開窓術の6週間後,犬歯からアーチワイヤーへとエラスティックチェーンを取りつけ,両側の犬歯を側方へと移動させる作業を開始した.
h:矯正歯科治療終了時点の口腔内写真.犬歯は両側とも上顎歯列内の適正位置へ移動されていた.

口蓋側方向に加えるべきである」と結論づけている.こうすれば,犬歯が口蓋側の歯槽骨と接触するような事態を回避し,側切歯歯根の損傷を予防することができる.まず埋伏歯の歯冠を口腔内に誘導してやれば,その後は矯正歯科治療で犬歯が本来あるべき位置へ移動させることが可能となる.

多くの矯正歯科医は,埋伏した犬歯を本来の位置へと導く際に,遠心ならびに口蓋側へ誘導して,隣接する中切歯・側切歯から犬歯を引き離そうとするのではなく,単純に側方へと牽引してしまう[21-27].このようなことを行うと,犬歯の歯冠は隣接する口蓋の骨と強くぶつかってしまう.歯冠のエナメル質自体は生理的な形で隣接骨を吸収する能力を有するわけではないので,歯冠と骨が強くぶつかると圧迫による骨壊死が生じてしまう.こうして,埋伏した犬歯が側方に移動するにしたがって骨の欠損が生じる結果となる.そのうえ,犬歯の歯冠が移動した後の部分への骨添加も起こ

図3-2　上顎左側犬歯の単純型口蓋側埋伏に対して軟組織の切除で開窓を図った症例

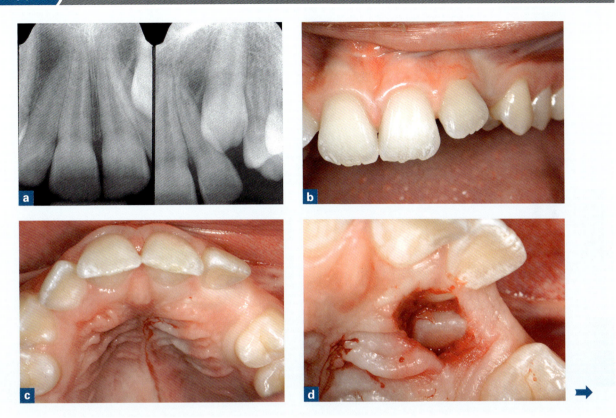

a：思春期の患者．上顎左側犬歯に埋伏がみられた．
バッカルオブジェクトルールにより，犬歯は口蓋側に埋伏しているものと判断された．
b，c：反対側の犬歯を含め，上顎前歯はすべて萌出していた．
左側犬歯の歯冠直上の口蓋粘膜に膨隆がみられたことから，埋伏した犬歯は表層近くに位置しているものと思われた．
d：矯正歯科治療開始に先立って，犬歯の歯冠を露出させるための歯肉切除術を行った．骨の除去は不要であった．

らないことになる．
　前述のような暴力的な歯の移動を行ってしまうと，側切歯の遠心側やもともと埋伏していた犬歯の近心側の歯槽骨の高さ，付着歯肉の高さが反対側の側切歯・犬歯に比べて上方になってしまうことがわかっている．そうすると，審美的な意味で悪影響が現れる．
　ただし，閉鎖誘導法そのものによって，埋伏していた犬歯周辺の骨欠損や付着歯肉の問題が生じるわけではない．つまり，口蓋組織の直下にある犬歯の歯冠を誘導する際に加える力の向きに問題があるわけである．閉鎖誘導法で良好な結果を得るには，まず埋伏歯を口蓋側へ誘導した後，側方へ移動させるようにするべきである．こうすることで，骨のレベルの問題や側切歯の歯根吸収の問題を回避することができる（90ページ図3-8g，92ページ図3-9e，f）．

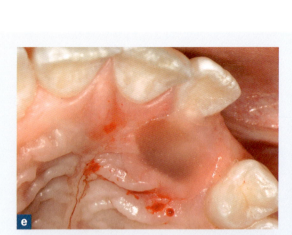
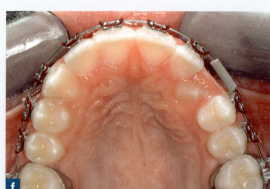
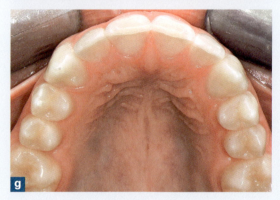
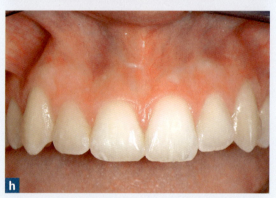

e：犬歯の歯冠の表面に直接包帯材を置き，2週間後にこれを撤去した．
f：開窓術後6か月経過時．上顎の歯にブラケットを装着して配列を開始し，犬歯を誘導する部位に十分な空隙を確保した．
g：十分に萌出した後，犬歯にもブラケットを装着し，隣在歯との並びを整えた．
h：治療後の口腔内写真を見ると，かつて埋伏していた上顎左側犬歯の歯肉縁の高さは，埋伏していなかった右側犬歯と同じレベルにあることがわかる．

（矯正歯科治療の症例写真はDr. Doug Knight〔Tacoma, Washington〕のご厚意による）

矯正前開窓法と，歯の自律的な萌出

　上顎犬歯埋伏の大部分は，口蓋側に位置する．歯槽内のそれほど深くない位置に埋伏している場合は，**単純型埋伏**という範疇に分類される（図3-2〜81ページ図3-4）．深い位置にあって，上顎側切歯・中切歯根尖付近あるいはそれより上方に位置している場合は，**複雑型埋伏**に分類される（83ページ図3-5〜90ページ図3-8，96ページ図3-10）．

単純型口蓋側埋伏

　単純型口蓋側埋伏に対しては，矯正歯科治療を開始する前に外科的開窓術を施して自律的な萌出を促すのが治療として最善の方策である[2,28,29]．開窓術は，軟組織の切除あるいは弁の作成という

図3-3 口蓋側に埋伏した上顎右側犬歯を弁の反転・挙上により露出させた症例

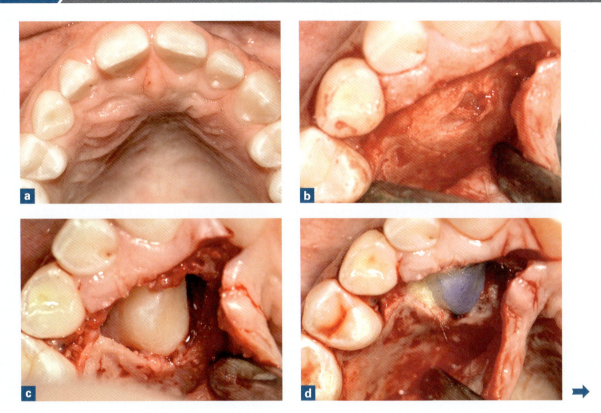

a：患者は思春期の女性．上顎右側犬歯が口蓋側に埋伏していた．
b：上顎右側第一大臼歯近心から正中にかけ，口蓋側へ全層弁を反転・挙上させた．中切歯・側切歯の歯頸部には歯肉を残した．
c：被覆した歯槽骨を除去し，埋伏した犬歯の舌側面を露出させた．
d：出血のコントロールを目的としたHemodent®圧排糸（米国・Premier社）を用いて歯を周囲組織から隔離し，舌側面にエッチング液を塗布した．

形で行われる．口蓋側に埋伏した犬歯が十分に下方（表層）へ下りてきているようであれば，口蓋粘膜にはっきりした膨隆がみられるはずなので，歯冠の開窓術としては口蓋粘膜に穴を開けるだけでよい（図3-2）．

下方まで下りてきた歯は骨で被覆されていないことがほとんどなので，軟組織の切除以外には何も処置を要しない．軟組織の増生が懸念されるようであれば，包帯材を置くようにしてもよい．

埋伏した犬歯の位置がより深部（上方）なら，弁を作成して歯冠の露出を図るのが得策である（図3-3）．

開窓の手順としては，まず弁を反転させてから，歯冠表面を覆う骨を完全に除去する．乳犬歯が残存しているようであれば，開窓の際に併せて抜去する．次に，小臼歯部から正中にかけて口蓋側に全層弁を反転・挙上する（図3-3b）．側切歯・中切歯の口蓋側歯頸部には，2～3mmの歯肉を残す形で弁の設計を行う．鋭匙もしくは外科用ラウンドバーを用いて被覆した歯槽骨を慎重に

3 上顎犬歯の口蓋側への埋伏

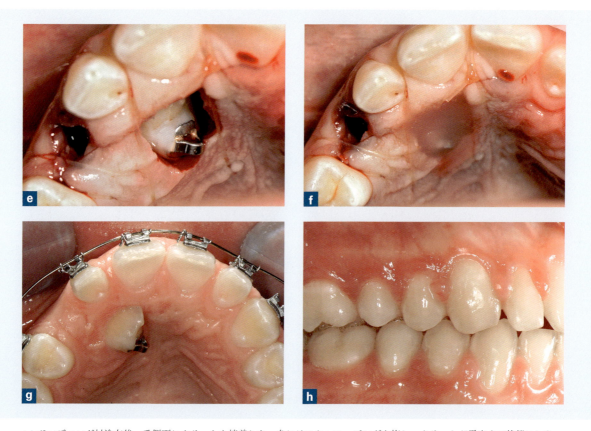

e：ボンディング材塗布後，舌側面にクリートを接着した．弁にはスキャロッピングを施し，クリートが露出する状態にした．この段階で上顎右側乳犬歯は抜去した．
f：クリート上にはBarricaid®光重合型透明歯周包帯材を置いた．
g：4か月後，上顎右側犬歯は下方ならびに遠心方向へと移動して，側切歯から離れた位置に萌出した．
h：矯正歯科治療終了時点で，上顎右側犬歯は隣在歯や対合歯に対して適正な位置へ移動されていた．

（図3-3a〜c，e〜gは許諾を得て参考文献30より転載．矯正歯科治療の症例写真はDr. Doug Knight〔Tacoma, Washington〕のご厚意による）

除去しながら埋伏歯の位置を見定め，歯冠を露出させる（図3-3c）．

埋伏歯周囲の歯嚢を除去する必要はない．これを除去しようとすると，術中の出血量が増えることになる．そうなると，もしアタッチメントの接着が必要になった場合に，やっかいなことになってしまう．このときの，アタッチメントを接着して包帯材が脱落しないようにすべきかどうかの決断には，経験がものをいう．もし犬歯が口蓋部の骨のそれほど深くないところに埋伏しており，治癒過程において組織に再び覆われてしまうようなことがないと判断されるならば，アタッチメントも包帯材も不要である．

弁を閉じる前に，埋伏歯直上にあたる部分の弁にスキャロッピング（波状の切り欠き）を施し，弁の縫合後も，埋伏歯が露出状態に保たれるようにする（図3-3e）．

矯正前開窓法と，歯の自律的な萌出　81

図3-4　口蓋側に埋伏した上顎左側犬歯の開窓を全層弁で行った症例

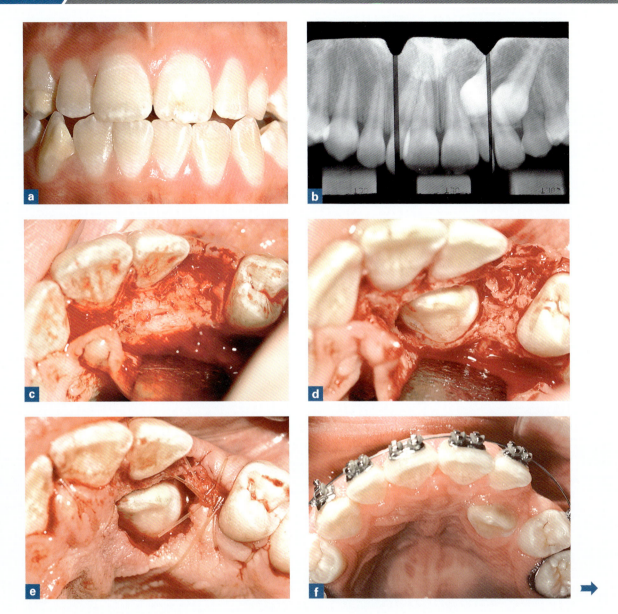

a：患者は思春期の女性．まずまずバランスのとれた側貌をもつ軽度のAngle Ⅲ級不正咬合患者であった．
その結果，理想的な前歯部のオーバジェットを確保するためには，下顎両側第二小臼歯の抜去が必要な状況だった．
b：この患者には上顎左側犬歯の埋伏もみられた．バッカルオブジェクトルールにて埋伏した犬歯が口蓋側にあることを確認した．
c：左側第一小臼歯から左側中切歯にかけて口蓋側に全層弁を反転・挙上させたところ，犬歯の歯冠には骨の被覆がみられた．
d：鋭匙とラウンドバーを用いて骨の薄い殻を注意深く除去し，犬歯の歯冠全体を露出させた．
中切歯・側切歯口蓋側の辺縁骨は削除することなく保存した．
e：埋伏犬歯相当部にスキャロッピングを施したうえで口蓋側の弁を戻し，吸収性縫合糸で縫合を行った．
f：開窓術後6か月で犬歯は十分に萌出した．そこで上顎の歯にブラケットを装着し，犬歯を誘導する空隙の確保を図った．

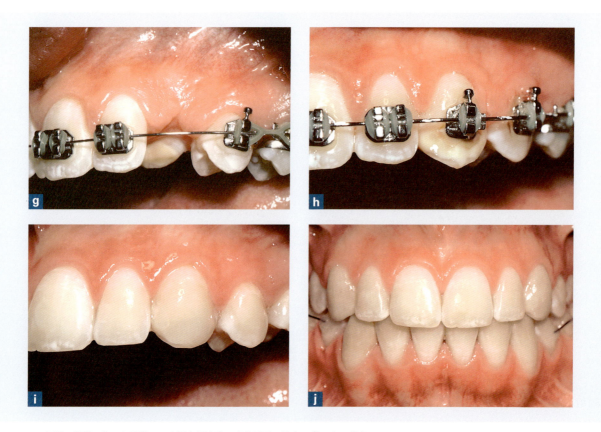

g：上顎の歯列が整った段階で，上顎左側犬歯は咬合平面に達する高さまで萌出していた．
h：矯正歯科治療による牽引で，埋伏していた左側犬歯を唇側へ移動させた．
i, j：左側犬歯を，正常に萌出していた右側犬歯と比較する．歯肉縁の高さは審美的に良好で，左右差もみられなかった．

　もし埋伏歯が骨のもっと深くにあるようなら，クリートを接着して包帯材が外れにくくする．弁はスキャロッピングを施したうえで縫合し，光重合型透明歯周包帯材（Barricaid®，米国・Midwest Dental社）をクリートに接着する（80ページ図3-3f）．包帯材を置くことで，露出させた歯の上に組織が増生するのを防ぐことができる．この包帯材は，必要であれば5か月を上限にそのまま置いておくことができる（96ページ図3-10）．この間に埋伏歯は矯正歯科治療の助けなしに口蓋表面へと萌出し始め，そうなれば包帯材を除去することができる．

　深い位置にある埋伏歯にアタッチメントを接着するもう1つの利点は，万一，包帯材が早期に脱落し，治癒組織が当該歯を再度覆ってしまったとしても，再開窓が簡単に行えることである．2度目の開窓術は，ごく小規模な歯肉切除術を行ってアタッチメントの接着した歯を露出させ，包帯材を置いたり矯正装置を取りつけたりという程度の作業ですませることができる．

　なお大多数の症例において，埋伏歯周囲の組織は4〜6週間後には上皮化する（図3-4〜87ページ図3-7）．

図3-5 上顎左側犬歯の複雑型口蓋側埋伏に対して，エラスティックチェーンで誘導を行った症例

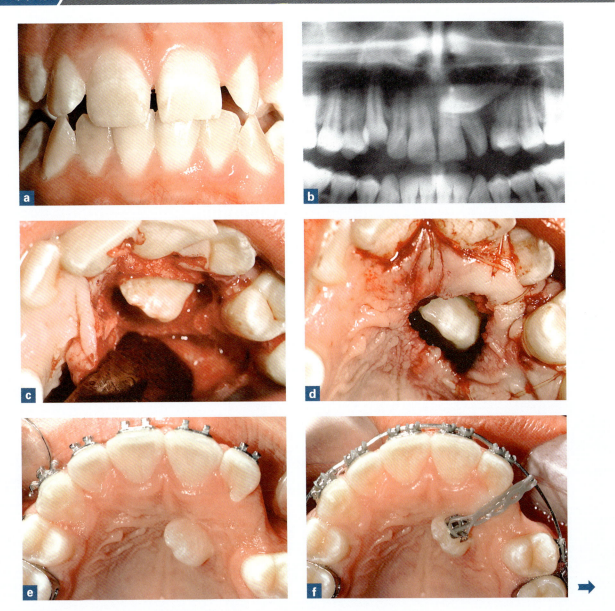

a：患者は思春期の男性．上下歯列ともに軽度の叢生をもつAngle I 級不正咬合症例であった．
矯正歯科治療は非抜歯で進めるべき状態であった．
b：パノラマエックス線写真を見ると，上顎左側犬歯は上顎左側中切歯・側切歯根尖の高さで水平に埋伏していた．
c：矯正装置装着に先立ち，左側第一小臼歯から右側中切歯にかけて全層弁を挙上した．
それから被覆した歯槽骨を除去し，犬歯の歯冠を露出させた．
d：口蓋側の全層弁は穴を設けたうえで元に戻し，吸収性縫合糸で縫合を行った．埋伏歯の歯冠部に包帯材は置かなかった．
e：手術後6か月で自律的な犬歯の萌出がみられた．上顎の歯にブラケットを装着し，左側犬歯を誘導する空隙の確保を図った．
f：エラスティックチェーンを使用して，犬歯をアーチワイヤーの方向に側方移動させた．

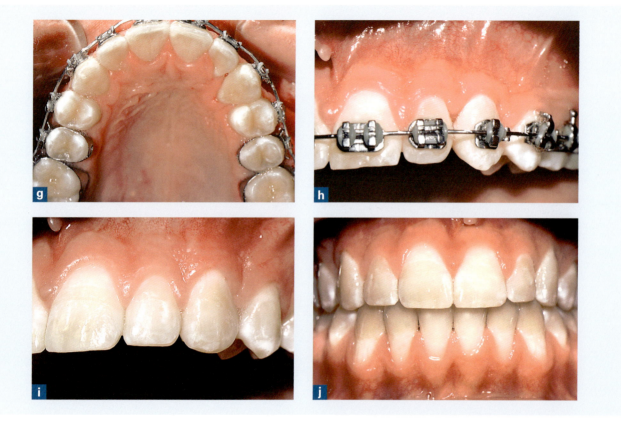

g, h：歯冠が歯列内に誘導された後，角ワイヤーを用いて犬歯の歯根を唇側に移動させるトルクを加えた．
i, j：矯正装置撤去時の口腔内写真．
以前に埋伏していた上顎左側犬歯の歯肉縁は，埋伏していなかった右側犬歯と同じ高さにあり，審美的にも良好であった．

図3-6 口蓋側に埋伏した上顎両側犬歯に対し，1枚の全層弁で開窓を行った症例

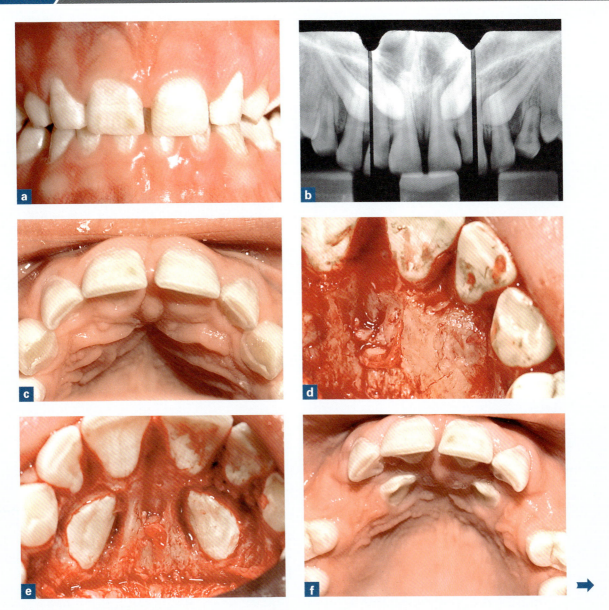

a：患者はAngle I級不正咬合をもつ思春期の女性．上下歯列ともアーチレングスディスクレパンシーはみられなかった．
b：上顎犬歯は両側とも口蓋側に埋伏していた．
c：咬合面観の口腔内写真．上顎両側犬歯の歯冠直上の部分に膨隆が認められた．
d：上顎右側第一小臼歯から左側第一小臼歯にかけて，1枚の全層弁を挙上した．犬歯の歯冠は，両側とも骨に覆われていた．
e：被覆した歯槽骨を除去して犬歯歯冠の全体を露出させた．全層弁は穴を設けたうえで元に戻した．
f：開窓術後6か月．矯正歯科治療はまだ開始されていないものの，犬歯は両側とも5mm程度の自律的な萌出が認められた．

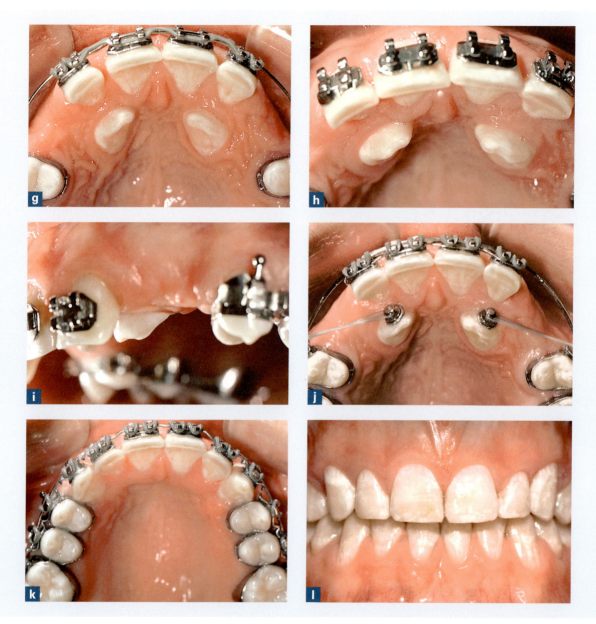

g, h：上顎の歯にブラケットが装着され，切歯部の空隙が閉鎖されるまでの間に，両側の犬歯にはさらなる萌出がみられた．
i：開窓術後1年（矯正歯科治療開始後6か月）．両側の犬歯はさらに5mm萌出し，上顎の咬合平面の高さに達するに至った．
j, k：そこで犬歯にボタンを接着し，これにエラスティックチェーンを取りつけ，犬歯を上顎歯列内の本来の位置へと移動させた．
l：矯正装置撤去の段階で犬歯は両側とも歯列内の良好な位置に誘導されていた．
犬歯の歯肉縁は，切歯の歯肉と審美的にバランスのとれた高さにあった．

図3-7 　上顎両側犬歯の口蓋側への埋伏に対し，左右別々の全層弁で開窓を行った症例

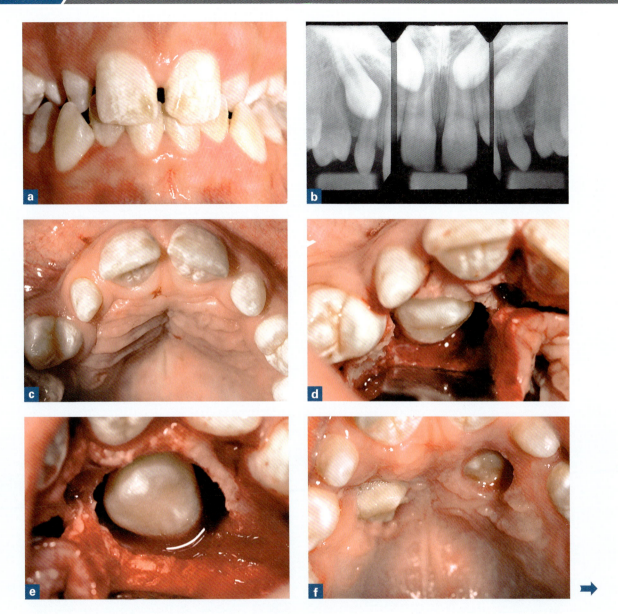

a：患者はAngle I 級不正咬合をもつ思春期の男性．上下歯列とも中等度の叢生がみられたものの，側貌から判断して非抜歯で矯正歯科治療を進めるべき状況であった．全歯にわたり中等度の歯牙フッ素症がみられ，上顎側切歯は両側とも矮小な円錐歯であった．
b：バッカルオブジェクトルールにより，犬歯は両側ともに口蓋側に埋伏していることが確認された．
c：咬合面観の口腔内写真では，口蓋側に犬歯の膨隆が確認された．
d，e：第一小臼歯から切歯孔にわたる全層弁を左右別々に挙上し，被覆した歯槽骨を除去して犬歯の歯冠全体を露出させた．左右の弁それぞれに穴を設けたうえで元に戻し，吸収性縫合糸で縫合を行った．包帯材は使用しなかった．
f：開窓術後6か月，犬歯には両側ともかなりの量の自律的な萌出がみられた．

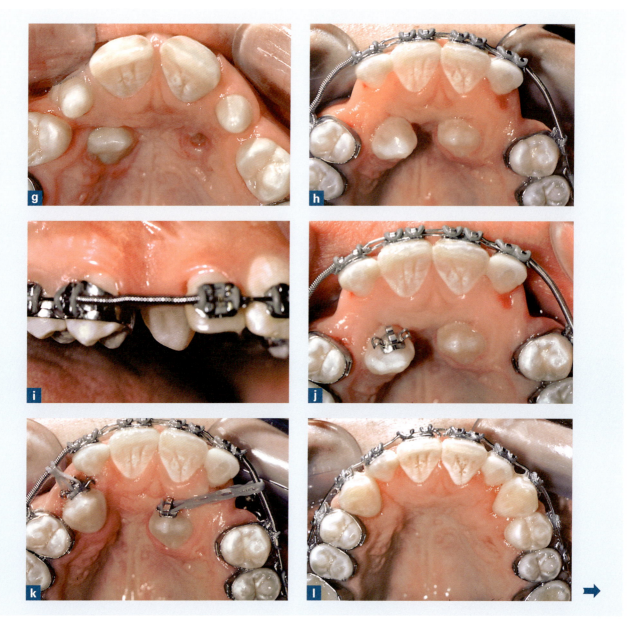

g：開窓術後10か月の口腔内写真．左側犬歯より右側犬歯の方が自律的な萌出が順調であったが，犬歯が両側とも良好な形で萌出してくるまで，矯正歯科治療は開始しなかった．

h：円錐形の側切歯に対して複合レジンで形態修正を施したうえで上顎のすべての歯にブラケットを装着し，両側の犬歯を誘導するための空隙を確保した．

i, j：右側犬歯の萌出が先に上顎歯列の咬合平面の高さに達したため，ブラケットを装着し，エラスティックチェーンを用いてアーチワイヤー方向への移動を図った．

k, l：左側犬歯が十分に萌出した段階でこの歯にもブラケットを装着し，最終的に両側とも歯列内の適切な位置に犬歯を誘導した．

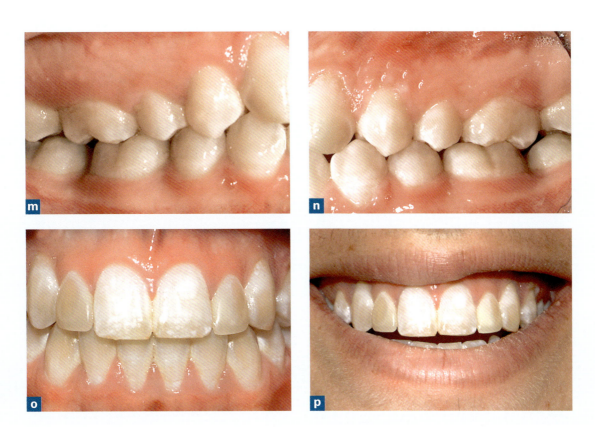

m, n：大臼歯関係Ⅰ級で治療を終了した．
o, p：犬歯の歯肉縁は左右同じレベルにあり，スマイル時の審美性は良好であった．

（図3-7b, d, i, oは参考文献30より許諾を得て転載）

複雑型口蓋側埋伏

　矯正前開窓法で対応できないような口蓋側の埋伏歯はあまり多くない．しかし中には犬歯の埋伏位置が非常に深く上方にあるために，別のアプローチを考慮しなければならないという例もみられる[31]．そうしたタイプの埋伏は，その深さゆえに歯を露出状態に維持することが難しく，大臼歯部から正中までに及ぶ大きさの全層弁を反転・挙上する必要がある（次ページ図3-8）．その後，埋伏歯歯冠を被覆する骨を除去するが，この際に中切歯・側切歯の歯根，とりわけ中切歯・側切歯の根尖周辺に損傷を与えないよう注意が必要である．また，アタッチメントの接着を行ううえで必要な乾燥領域の確保を図るため，埋伏歯を周囲組織から確実に隔離する．

　さらに，手術記録には埋伏歯の状態や埋伏歯と周囲骨との関係について確実に記載する．手術時の状況を写真で記録することは，矯正歯科医が埋伏歯を誘導するために適切なメカニクスを選択する際の一助となる．

　埋伏歯にクリートを接着した後，止血鉗子でこれをつかみ，接着がきちんとできていること，な

3 上顎犬歯の口蓋側への埋伏

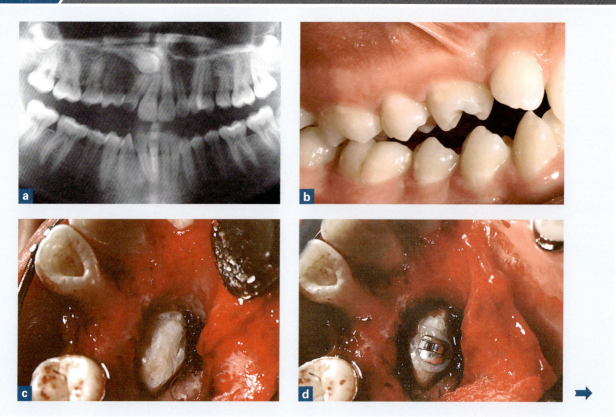

図3-8 上顎右側犬歯が切歯根尖より上方の難しい位置に埋伏していた症例

a, b：患者はAngle I 級不正咬合の思春期の女性．
上顎右側犬歯が右側中切歯・側切歯根尖よりも上方に位置する重度の埋伏を呈していた．
c：全層弁を挙上，犬歯の歯冠を覆う厚い骨を除去して，歯冠を露出させた．
d：さらに犬歯の舌側面にアタッチメントを接着した．弁には穴を設けたうえで元に戻し，吸収性縫合糸で縫合を行った．

らびに歯に動揺があって骨性癒着を起こしていないことを確認する．もし骨性癒着がみられたら埋伏歯を脱臼させて癒着の解除を図るが，そのような歯は多くの場合，再び骨性癒着に陥る．骨性癒着は成人症例に多く，筆者らの30年の治療経験では，思春期の患者で口蓋側に埋伏した犬歯に骨性癒着が生じていた症例はみられない．

クリート接着の確認がすんだら#15のメスで弁に穴を開け，埋伏歯に取りつけたアタッチメントがその穴から口腔内へと出るようにする（図3-8d）．そして弁を元の位置に戻し，吸収性縫合糸で連続スリング縫合を行う．クリートにはチェーンの一端を取りつける．チェーンの他端は弁の外に出し，アーチワイヤーに固定する．すると，2〜3週間後には矯正歯科治療による移動が開始できるようになる．

このような非常に難しい埋伏に対しては，適切なメカニクスの使用が不可欠である．このタイプの埋伏犬歯の誘導に際して，歯に挺出方向ならびに遠心方向の力を作用させるためには，口蓋側にトランスパラタルアーチを使用することが必要になることもあろう（図3-8e, f）．

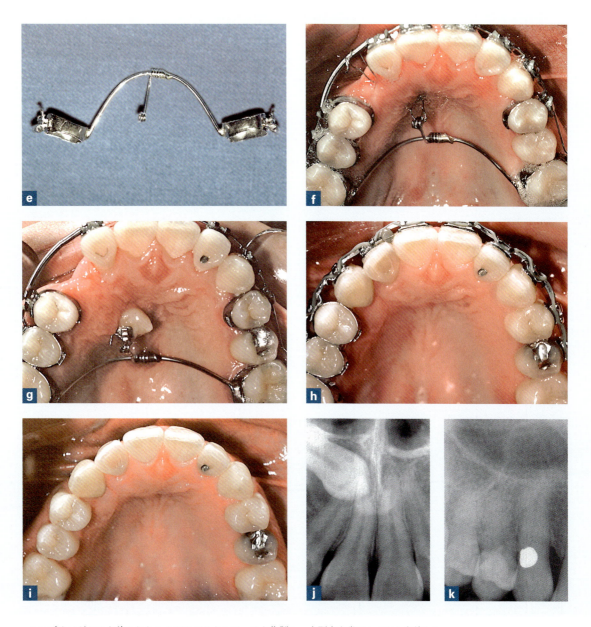

e：スプリングがロウ着されたトランスパラタルアーチを作製し，上顎大臼歯にセメント合着した．

f, g：スプリングは，犬歯の誘導時に中切歯・側切歯の歯根に損傷が加わるのを避けるため，犬歯を口蓋中央の方向へと誘導する役割で用いた．

h, i：矯正歯科治療により，犬歯の歯冠が十分に誘導された段階で犬歯の唇側面にブラケットを接着し，歯列弓内へと移動させた．その後矯正装置は撤去した．

j, k：治療前(j)，矯正歯科治療終了後20年(k)の根尖部デンタルエックス線写真．右側犬歯の歯根に湾曲がみられる．

3 上顎犬歯の口蓋側への埋伏

図3-9 41歳で上顎犬歯の口蓋側埋伏がみられた症例

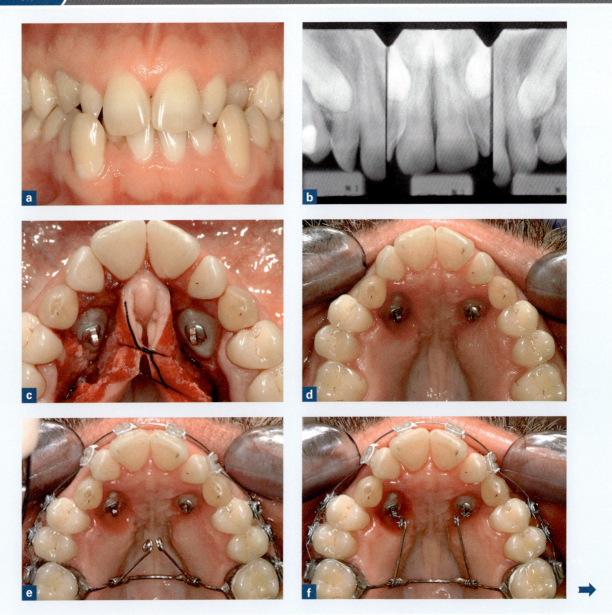

a：患者は41歳で，Angle I 級の不正咬合をもつ．下顎切歯には中等度の叢生があって上顎歯列は狭窄しており，上顎側切歯にはクロスバイトがみられた．上顎犬歯は両側とも口蓋側への埋伏を呈していた．
b：バッカルオブジェクトルールにしたがいデンタルエックス線写真を判定したところ，犬歯は口蓋側にあることが判明した．
c：矯正装置の装着に先立ち，左右2枚の弁を挙上．埋伏歯の歯冠を覆う骨を除去し，舌側面にアタッチメントを接着した．犬歯の直上にあたる弁の辺縁部にスキャロッピングを施したうえで弁を戻した．包帯材は使用しなかった．
d，e：開窓術後3か月．埋伏歯誘導用のスプリングを2本ロウ着したパラタルバーを作製し，上顎大臼歯にセメント合着した．
f：犬歯に口蓋側方向の力を作用させるよう，スプリングをアクチベートした．上顎乳犬歯は審美的理由によりこの段階では抜去せず，そのままとした．

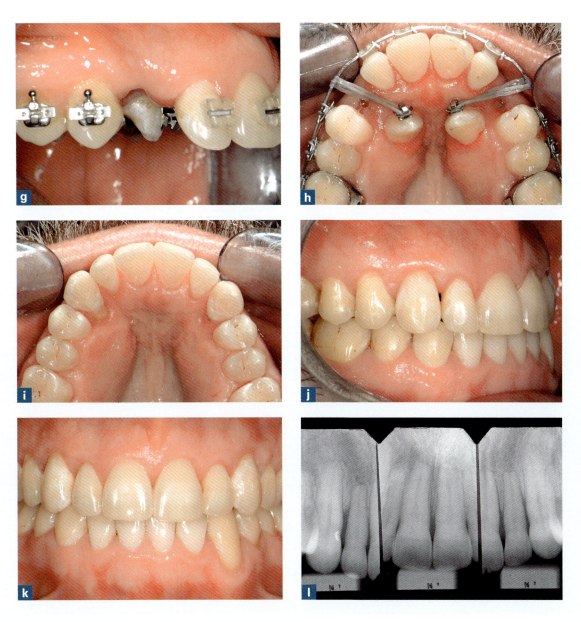

g：数か月後，両側の犬歯が口蓋に向かって誘導され，上顎咬合平面のレベルに達するに至った．

h：この段階で舌側面のアタッチメントを撤去し，犬歯の唇側面にブラケットを装着した．犬歯にエラスティックチェーンを取りつけて，唇側方向への力を加えた．

i〜k：矯正歯科治療終了時．両側の犬歯は上顎歯列内の適正な位置に位置づけられ，下顎歯列との対合関係も良好であった．

l：矯正歯科治療終了後の根尖部デンタルエックス線写真．矯正歯科治療中のわずかな歯根吸収と歯槽頂部の骨欠損が観察された．

（症例写真はDr. Vince Kokich, Jr.〔矯正歯科医, Tacoma, Washington〕, Dr. Jim Janakievski〔歯周病専門医, Tacoma, Washington〕のご厚意による）

成人における口蓋側埋伏

口蓋側に埋伏した犬歯に対する矯正前開窓法は，成人症例においても行われる．萌出速度はずっと遅いが，それでも歯を被覆している骨や組織を除去してやりさえすれば，歯はゆっくりと萌出してくることが多い．筆者らは30歳以上の成人に対しても，歯に力を加える前に，口蓋側に埋伏した犬歯に対してまず開窓術を行い，歯が自律的に萌出してくるのを待つことを推奨している．そしてそのうえで，口蓋側のスプリングを用いて歯を口蓋方向へと積極的に移動させ，次いで側方に歯列弓内へと移動させる（92ページ図3-9）．しかし，犬歯をうまく誘導することができず，抜歯せざるをえなくなるようなことも時にはある[32]．

成人患者における犬歯の口蓋側への埋伏，中でも高年齢の症例では，骨性癒着が1つの懸念材料となる．というのは，骨性癒着の発生頻度は年齢とともに高くなるからである．成人症例では，歯に脱臼を加えたとしても，矯正による移動が可能になる割合は増大しない．成人では，脱臼を行ってもたいていすぐに再癒着を起こしてしまうからである．そのような場合には，歯に骨性癒着がみられたときにとりうる手術上のあらゆる選択肢について患者に理解してもらえるよう，手術前の段階で明確な治療計画を描いておくべきである．そして，歯が骨性癒着をきたしていることがわかったら，その後の治療方針を患者自身に選択してもらうようにしなければならない．

将来的にインプラントによる治療を行うことが選択肢の1つということであれば，骨性癒着を起こした口蓋側の埋伏犬歯を開窓術の際に抜去しなければならない．こうしておけば，抜去時に大きな骨欠損が生じたとしても，理想的な形で骨移植を行うことができる．

成人の埋伏犬歯では，なぜこのように思春期の症例と異なる反応が現れるのかという点に関して，明快に説明する研究はいまだみられない．筆者らは，成人では埋伏歯周囲の歯根膜が廃用萎縮を起こしているため，矯正前開窓術に対する反応性が鈍っているものと考えている．つまり単純に，数十年もの間歯槽骨内に埋もれていた歯の歯根膜は，反応に時間を要するだけのことであろうと考えるのである．

埋伏歯の歯根膜の構造に関する報告は，今のところみられない．成人の埋伏歯について矯正歯科医がより良く理解しより良い治療が行えるよう，この問題に焦点を当てた今後の研究が待たれるところである．

矯正前開窓法の利点について

上顎犬歯の口蓋側への埋伏に対して，矯正前開窓法を実施し，自律的な萌出を促すことにはいくつかの利点がある．第1に埋伏犬歯の歯冠を被覆する骨や歯肉を除去しさえすれば，固定式・可撤式を問わずいっさいの矯正力を必要としないまま犬歯が自律的に萌出するという点である．筆者らの経験では，この方法を用いると，実際に犬歯の歯冠は側切歯・中切歯の歯根から離れる形で口蓋中央部の方向へと移動していく．犬歯の歯冠が側切歯・中切歯の歯根にあまりに近接しすぎると，象牙質にまで達するような歯根吸収を引き起こすことがあるとされており，その意味で，矯正前開窓法を用いることはこの歯根吸収を未然に防ぐことにつながるものである[33-35]．犬歯の歯冠が側切歯・中切歯の歯根から遠ざかれば，歯根の表面に

は細胞セメント質が形成され，修復が進んでいく[36]．

　矯正前開窓法の第2の利点として，矯正歯科治療を開始する前の混合歯列期に行うことができるという点が挙げられる．矯正歯科医は，犬歯が口蓋方向へ完全に萌出するまでブラケットの装着を控えることができるので，患者の矯正装置を装着する期間を短縮することにつながる．筆者らの経験では，この方法を用いると，従来のやり方で口蓋側埋伏犬歯の治療を行う場合よりも治療期間を大幅に短縮することができる[37]．

　第3の利点として，犬歯の歯冠を閉鎖状態に置いて骨内を側方へ牽引する場合と比べ，犬歯周囲の骨や上皮付着をより健全な高さに誘導できる点が挙げられる．矯正前開窓法を実施した20以上の症例について筆者らが後ろ向き評価を行ったところ，埋伏状態から誘導した犬歯の近遠心，側切歯遠心，ならびに第一小臼歯近心における歯槽骨の高さや歯肉溝の深さは，埋伏していなかった反対側の犬歯・側切歯・第一小臼歯と同じであることがわかった[38-41]．一方，閉鎖誘導法を用いて骨内で犬歯を側方に誘導した場合は，犬歯部の歯槽頂に骨欠損が生じて歯肉溝がより深くなるという研究結果であった[11]．

　口蓋側に埋伏した犬歯は，外科処置なしでは自力で萌出できないが，骨と軟組織を除去してやれば後は自律的に萌出する傾向がみられる．自律的な萌出が生じる理由を明快に説明することはできない．しかし，犬歯の歯冠が側切歯の歯根の口蓋側へ移動してしまうことにより，拡大途中の歯嚢をもってしても，比較的分厚い口蓋の皮質骨や，口蓋側の非常に肉厚な歯肉を破ることができないのではないかと筆者らは考えている．いったんこの障害物（埋伏歯を被覆している骨や軟組織）を除去してやれば，犬歯は必ず隣接歯から離れた口蓋方向へと移動していく．

矯正前開窓法に向けられる懸念について

　矯正前開窓法に向けられる主たる懸念の1つに，「手術後に残される歯冠直上歯肉の"穴"が，若い矯正歯科患者にとって疼痛や苦痛の種になるのではないか」ということがある．しかし，口蓋側に埋伏した歯の開窓術を閉鎖法で行った場合と開放法で行った場合を比較した研究では，2群間で疼痛反応に差はみられなかった[42]．

　さらにいうと，筆者らはこの"穴"とされるものを開放状態のまま放置しているわけではない．筆者らは，犬歯の舌側面にクリートなどのアタッチメントを接着し，光重合型の包帯材が歯にしっかりくっつくようにすることで手術部位を覆い，それと同時に露出させた歯冠の上に骨や軟組織が増生することを防ぎつつ，"穴"の縁部分の歯肉が上皮化するのを助けるというやり方を推奨している．この包帯材は，埋伏した犬歯が口蓋組織の表面を越えて萌出するまでそのままにしておく．そうすると，埋伏犬歯が萌出してくるまでに"穴"となっていた部分は治癒し，萌出中の犬歯の周囲に歯肉縁が形成されているはずである．筆者らは，その時点で包帯材のみならずアタッチメントも除去してしまう．というのは，最初に取りつけたアタッチメントの位置は，萌出してきた犬歯の歯根を側方へと移動させていくうえであまり好ましい位置ではないからである．つまり犬歯を側方に移動させるためには，犬歯唇側面にアタッチメントをつけ直す必要がある．

図3-10 口蓋側の深い位置に埋伏した犬歯に開窓術を実施し，自律的な萌出を促した症例

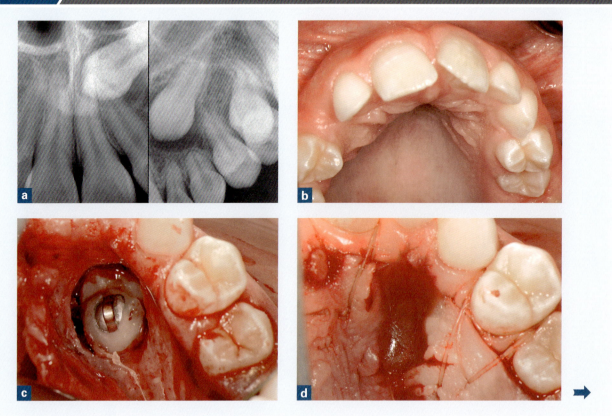

a：患者は思春期の女性．上顎左側犬歯が埋伏していた．
バッカルオブジェクトルールに基づき，この犬歯の位置が口蓋側かつ側切歯の歯根の上方にあることを確認した．
b：口蓋の左寄りの部分には，わずかな膨隆がみられた．
c：矯正装置の装着に先立ち，切歯の歯頸部に歯肉を残す形で口蓋に全層弁を挙上した．
歯冠を覆う骨を除去し，犬歯の歯冠舌側面にアタッチメントを接着した．
d：弁は穴を設けたうえで元に戻し，吸収性縫合糸で縫合を行った．
犬歯の歯冠から口蓋表面までの距離は約10mmであり，歯が軟組織で再度覆われてしまわないよう，長い栓形の包帯材を置く必要があった．

　矯正歯科医の中には，水平に埋伏した犬歯，あるいは通常の萌出経路から外れた位置にある犬歯に対して，果たしてこのやり方を応用することが可能かという疑問を投げかける向きもあろう．83ページ図3-5，85ページ図3-6，図3-10に，水平に埋伏した上顎犬歯の例を示した．これらの症例はいずれも，埋伏歯が口蓋の方へ十分に萌出するまでの期間，矯正歯科治療を開始していない．
　水平埋伏の場合は，自律的な萌出には1年近くかかることもあるが，追加の開窓術や矯正歯科治療による牽引などを行わなくても，埋伏歯は確実に萌出してくる．これらの症例の最終結果を見れば，犬歯が隣在歯や周囲の軟組織とも良好に調和していることが見て取れよう．

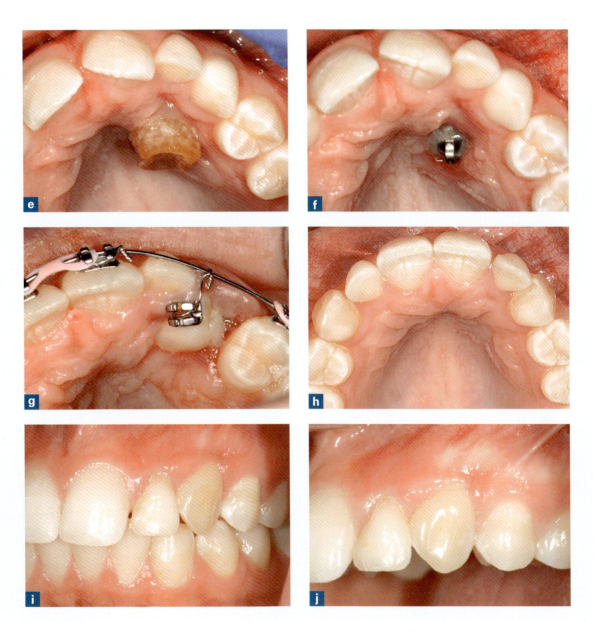

e, f：包帯材は，その後5か月間交換することなく歯冠上に置きっ放しとし，埋伏歯が口蓋表面まで萌出した段階で撤去した．患者の審美的な要望にしたがってこの5か月間上顎左側乳犬歯は抜去せず，そのままとした．
g：犬歯にブラケットを接着し，歯列弓に向かって移動させた．
h〜j：矯正歯科治療終了後6年の状態．

（矯正歯科治療の症例写真はDr. Steve Alexander〔Olympia, Washington〕のご厚意による）．

3　上顎犬歯の口蓋側への埋伏

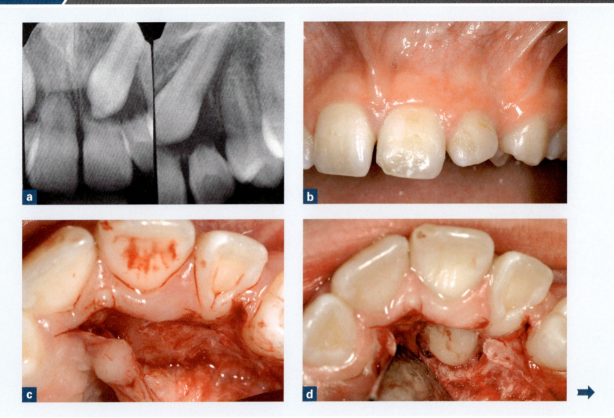

図3-11 口蓋側に埋伏した両側犬歯によって重度の歯根吸収が生じた症例

a：患者は思春期の女性．上顎両側犬歯が歯槽堤の中央部に埋伏し，上顎の4切歯すべてに重度の歯根吸収を引き起こしていた．
b：上顎歯列には中等度のアーチレングスディスクレパンシーがあり，2本の抜歯が必要な状況だった．そこで上顎両側側切歯を抜去し，犬歯を側切歯の位置に誘導するよう決断した（I級関係を確保するため，下顎は小臼歯2本の抜歯を行うこととした）．
c，d：中切歯の口蓋側歯頸部に歯肉を残す形で，口蓋側に全層弁を設定した．そして骨を注意深く除去し，埋伏している左側犬歯を露出させた．

矯正前開窓法を行った場合の審美的な結果について

　片側の犬歯が口蓋側への埋伏をきたした症例について見てみると，矯正前開窓法を行って自律的な萌出を促したもの（77ページ図3-2〜83ページ図3-5）は，閉鎖誘導法にしたがって手術後すぐに牽引を行ったものよりも審美的に良好な結果が得られていた．

　最近筆者ら[38]は，評価者に矯正歯科治療後の両側犬歯を比較させ，以前に埋伏していた犬歯と埋伏していなかった反対側の対照歯との間に，審美的観点から違いが認められるかどうかを指摘させる研究を行った．この研究において評価者たちは，埋伏犬歯と非埋伏犬歯とを審美的視点から正確に言い当てるには至らなかった．

　ところが，それ以前に筆者らが行った閉鎖誘導法で開窓を行った犬歯の審美性を評価した研究[22]では，審美的に劣っているとの理由で，評価者全体の75％がどちら側がかつて埋伏していた歯だったのかを言い当てた．

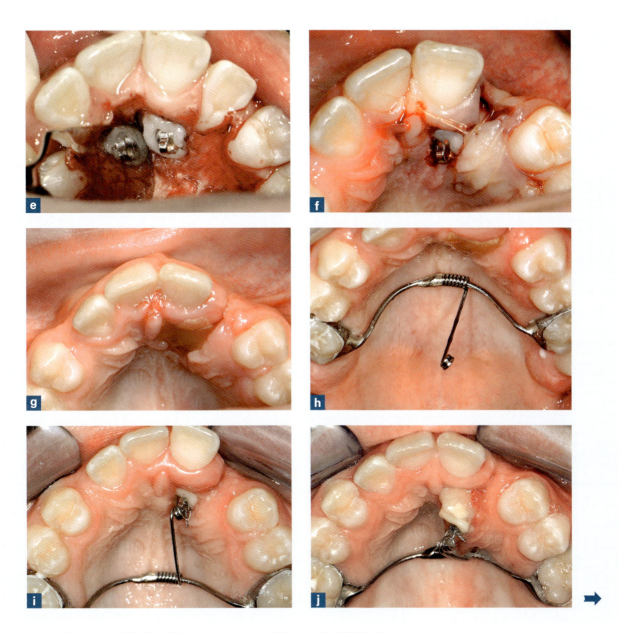

e〜g：埋伏している左側犬歯の歯冠にアタッチメントを接着し，左側の側切歯を抜去した．
弁に穴を設けたうえでこれを元に戻して吸収性縫合糸で縫合を行った．アタッチメントには包帯材を置いた．
h〜j：マルチブラケット装置の装着に先立ち，開窓術の直後に弾線がロウ着されたパラタルアーチを装着し，
犬歯を中切歯歯根から遠ざけるよう口蓋側へと誘導した．

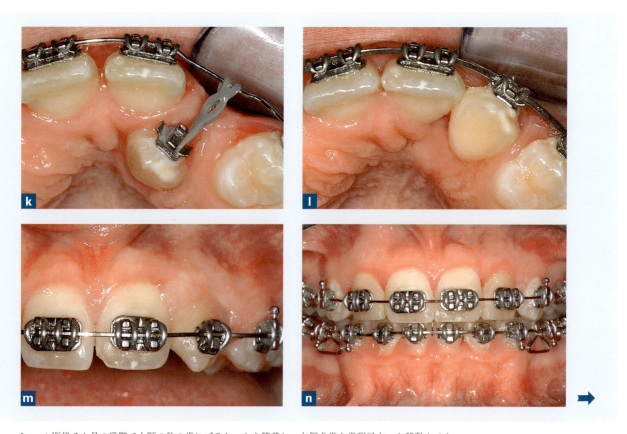

k〜n：術後6か月の段階で上顎の他の歯にブラケットを装着し，左側犬歯を歯列弓内へと移動させた．
上顎右側犬歯も同様に右側側切歯の位置に誘導した．下顎小臼歯2本の抜歯により，咬合関係はⅠ級に誘導できる目処がついた．

開窓術の実施時期について

　埋伏した犬歯に関するトラブルといえば，そのほとんどが口蓋側への埋伏に関連するものである．これらはたいてい，開窓術のミスあるいは矯正歯科治療のメカニクスの誤りに起因するものである．思春期前半に，犬歯が口蓋側へ埋伏している問題を早期に診断・治療することで，隣在歯の歯根吸収や骨欠損のリスクを減らすことができる．

　筆者らが観察したところによると，犬歯は口蓋方向へ移動するにしたがって側切歯から次第に遠ざかっていくのが典型である（79ページ図3-3，83ページ図3-5〜87ページ図3-7，96ページ図3-10）．口蓋側に埋伏した犬歯に対して開窓術を行う最適の時期は，矯正歯科治療を開始する6か月前である．6か月あれば歯はかなり自律的な萌出ができ，その結果，以後の歯の移動が容易になり，治療期間が短縮され，さらに隣接構造へのダメージも少なくなる．

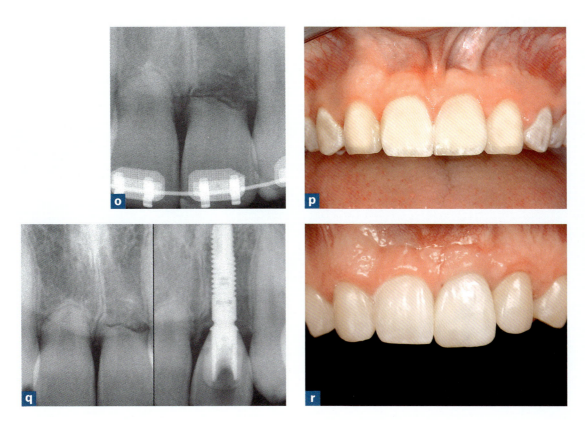

o：矯正歯科治療終了間近の段階で撮影した根尖部のデンタルエックス線写真．犬歯の移動後に左側中切歯の歯根吸収が進行していないことがわかった．

p：側切歯の形に近づけるため，両側の上顎犬歯切縁に複合レジンを盛って形態修正を図った．

q，r：矯正歯科治療終了後5年，顔面の成長が完了した段階で，左側中切歯はインプラントとクラウンに置き換えた．

（修復治療の症例写真はDr. Gregg Kinzer〔Seattle, Washington〕，インプラント治療の症例写真はDr. Jim Janakievski〔Tacoma, Washington〕のご厚意による）

歯根吸収について

矯正歯科治療のメカニクスを誤ったり，歯の移動のタイミングを誤ったりすると，隣在歯の歯根吸収や骨欠損が生じる可能性がある（98ページ図3-11）．これらの問題は，開窓術を適切に行うとともに，矯正歯科治療による移動を開始する前の数か月間，埋伏歯の自律的萌出を促すことで回避可能である．

参考文献

1. Bass TB. Observations on the misplaced upper canine tooth. Dent Pract Dent Rec 1967;18(1):25-33.
2. Johnston WD. Treatment of palatally impacted canine teeth. Am J Orthod 1969;56(6):589-596.
3. Lüdicke G, Harzer W, Tausche E. Incisor inclination—risk factor for palatally-impacted canines. J Orofac Orthop 2008;69(5):357-364.
4. Al-Nimri KS, Bsoul E. Maxillary palatal canine impaction displacement in subjects with congenitally missing maxillary lateral incisors. Am J Orthod Dentofacial Orthop 2011;140(1):81-86.
5. Dachi SF, Howell FV. A survey of 3,874 routine full-month radiographs. II. A study of impacted teeth. Oral Surg Oral Med Oral Pathol 1961;14:1165-1169.
6. Ericson S, Kurol J. Radiographic assessment of maxillary canine eruption in children with clinical signs of eruption disturbance. Eur J Orthod 1986;8(3):133-140.
7. Liuk IW, Olive RJ, Griffin M, Monsour P. Maxillary lateral incisor morphology and palatally displaced canines: a case-controlled cone-beam volumetric tomography study. Am J Orthod Dentofacial Orthop 2013;143(4):522-526.
8. Motamedi MH, Tabatabaie FA, Navi F, Shafeie HA, Fard BK, Hayati Z. Assessment of radiographic factors affecting surgical exposure and orthodontic alignment of impacted canines of the palate: a 15-year retrospective study. Oral Surg Oral Med Oral Pathol Oral Radiol Endod 2009;107(6):772-775.
9. Sajnani AK, King NM. Early prediction of maxillary canine impaction from panoramic radiographs. Am J Orthod Dentofacial Orthop 2012;142(1):45-51.
10. Schubert M, Baumert U. Alignment of impacted maxillary canines: critical analysis of eruption path and treatment time. J Orofac Orthop 2009;70(3):200-212.
11. Ericson S, Kurol J. Early treatment of palatally erupting maxillary canines by extraction of the primary canines. Eur J Orthod 1988;10(4):283-295.
12. Jacobs SG. The impacted maxillary canine. Further observations on aetiology, radiographic localization, prevention/interception of impaction, and when to suspect impaction. Aust Dent J 1996;41(5):310-316.
13. Naoumova J, Kurol J, Kjellberg H. A systematic review of the interceptive treatment of palatally displaced maxillary canines. Eur J Orthod 2011;33(2):143-149.
14. Olive RJ. Orthodontic treatment of palatally impacted maxillary canines. Aust Orthod J 2002;18(2):64-70.
15. Baccetti T, Sigler LM, McNamara JA Jr. An RCT on treatment of palatally displaced canines with RME and/or a transpalatal arch. Eur J Orthod 2011;33(6):601-607.
16. Baccetti T, Mucedero M, Leonardi M, Cozza P. Interceptive treatment of palatal impaction of maxillary canines with rapid maxillary expansion: a randomized clinical trial. Am J Orthod Dentofacial Orthop 2009;136(5):657-661.
17. Yadav S, Upadhyay M, Uribe F, Nanda R. Palatally impacted maxillary canine with congenitally missing lateral incisors and midline diastema. Am J Orthod Dentofacial Orthop 2013;144(1):141-146.
18. Leonardi M, Armi P, Franchi L, Baccetti T. Two interceptive approaches to palatally displaced canines: a prospective longitudinal study. Angle Orthod 2004;74(5):581-586.
19. Chapokas AR, Almas K, Schincaglia GP. The impacted maxillary canine: a proposed classification for surgical exposure. Oral Surg Oral Med Oral Pathol Oral Radiol 2012;113(2):222-228.
20. Becker A, Zilberman Y. The palatally impacted canine: a new approach to treatment. Am J Orthod 1978;74(4):422-429.
21. Becker A, Kohavi D, Zilberman Y. Periodontal status following the alignment of palatally impacted canine teeth. Am J Orthod 1983;84(4):332-336.
22. Woloshyn H, Artun J, Kennedy DB, Joondeph DR. Pulpal and periodontal reactions to orthodontic alignment of palatally impacted canines. Angle Orthod 1994;64(4):257-264.
23. Hansson C, Rindler A. Periodontal conditions following surgical and orthodontic treatment of palatally impacted maxillary canines−a follow-up study. Angle Orthod 1998;68(2):167-172.
24. Ling KK, Ho CT, Kravchuk O, Olive RJ. Comparison of surgical and non-surgical methods of treating palatally impacted canines. II. Aesthetic outcomes. Aust Orthod J 2007;23(1):8-15.

25. Zasciurinskiene E, Bjerklin K, Smailiene D, Sidlauskas A, Puisys A. Initial vertical and horizontal position of palatally impacted maxillary canine and effect on periodontal status following surgical-orthodontic treatment. Angle Orthod 2008;78(2):275-280.

26. Yadav S, Chen J, Upadhyay M, Jiang F, Roberts WE. Comparison of the force systems of 3 appliances on palatally impacted canines. Am J Orthod Dentofacial Orthop 2011;139(2):206-213.

27. Crescini A, Nieri M, Buti J, Baccetti T, Pini Prato GP. Orthodontic and periodontal outcomes of treated impacted maxillary canines. Angle Orthod 2007;77(4):571-577.

28. Clark D. The management of impacted canines: free physiologic eruption. J Am Dent Assoc 1971;82(4):836-840.

29. Mathews DP, Kokich VG. Palatally impacted canines: the case for preorthodontic uncovering and autonomous eruption. Am J Orthod Dentofacial Orthop 2013;143(4):450-458.

30. Kokich VG. Preorthodontic uncovering and autonomous eruption of palatally impacted maxillary canines. Semin Orthod 2010;16(3):205-211.

31. Becker A, Chaushu G, Chaushu S. Analysis of failure in the treatment of impacted maxillary canines. Am J Orthod Dentofacial Orthop 2010;137(6):743-754.

32. Becker A, Chaushu S. Success rate and duration of orthodontic treatment for adult patients with palatally impacted maxillary canines. Am J Orthod Dentofacial Orthop 2003;124(5):509-514.

33. Ericson S, Kurol J. Resorption of maxillary lateral incisors caused by ectopic eruption of the canines. A clinical and radiographic analysis of predisposing factors. Am J Orthod Dentofacial Orthop 1988;94(6):503-513.

34. Ericson S, Kurol J. Incisor root resorptions due to ectopic maxillary canines imaged by computerized tomography: a comparative study in extracted teeth. Angle Orthod 2000;70(4):276-283.

35. Liu DG, Zhang WL, Zhang ZY, Wu YT, Ma XC. Localization of impacted maxillary canines and observation of adjacent incisor resorption with cone-beam computed tomography. Oral Surg Oral Med Oral Pathol Oral Radiol Endod 2008;105(1):91-98.

36. Owman-Moll P, Kurol J, Lundgren D. Repair of orthodontically induced root resorption in adolescents. Angle Orthod 1995;65(6):403-408; discussion 409-410.

37. Stewart JA, Heo G, Glover KE, Williamson PC, Lam EW, Major PW. Factors that relate to treatment duration for patients with palatally impacted maxillary canines. Am J Orthod Dentofacial Orthop 2001;119(3):216-225.

38. Schmidt AD, Kokich VG. Periodontal response to early uncovering, autonomous eruption, and orthodontic alignment of palatally impacted maxillary canines. Am J Orthod Dentofacial Orthop 2007;131(4):449-455.

39. Ling KK, Ho CT, Kravchuk O, Olive RJ. Comparison of surgical and non-surgical methods of treating palatally impacted canines. I. Periodontal and pulpal outcomes. Aust Orthod J 2007;23(1):1-7.

40. Caprioglio A, Vanni A, Bolamperti L. Long-term periodontal response to orthodontic treatment of palatally impacted maxillary canines. Eur J Orthod 2013;35(3):323-328.

41. Smailiene D, Kavaliauskiene A, Pacauskiene I, Zasciurinskiene E, Bjerklin K. Palatally impacted maxillary canines: choice of surgical-orthodontic treatment method does not influence post-treatment periodontal status. A controlled prospective study. Eur J Orthod 2013;35(6):803-810.

42. Gharaibeh TM, Al-Nimri KS. Postoperative pain after surgical exposure of palatally impacted canines: closed-eruption versus open-eruption, a prospective randomized study. Oral Surg Oral Med Oral Pathol Oral Radiol Endod 2008;106(3):339-342.

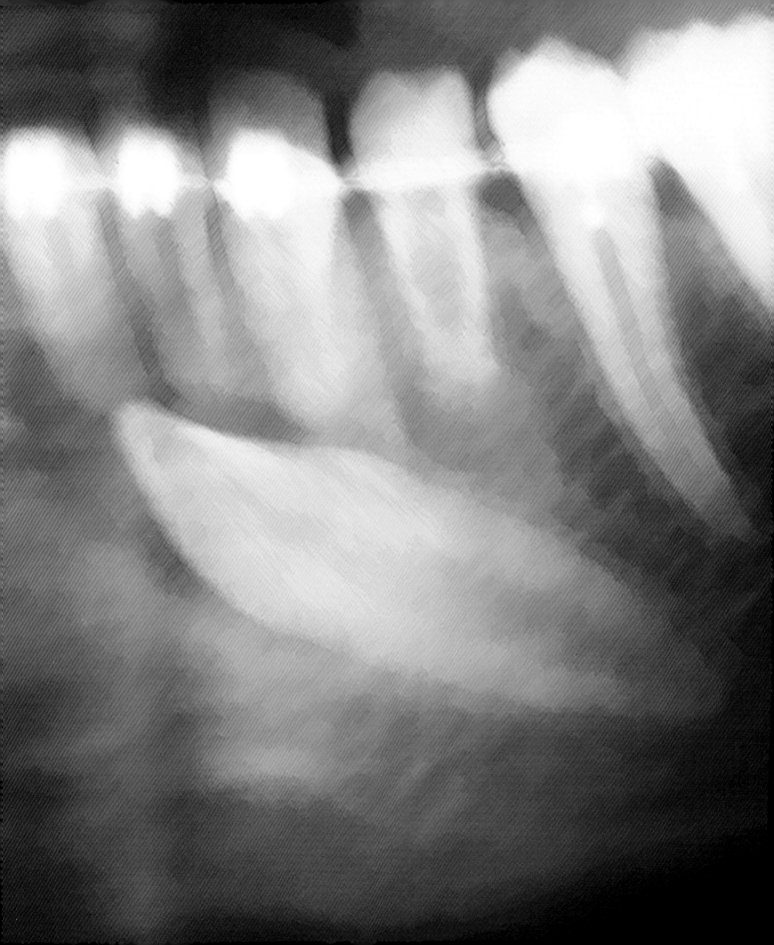

4 下顎犬歯の埋伏

4　下顎犬歯の埋伏

図4-1　過剰歯が原因で下顎右側犬歯が埋伏に至った症例

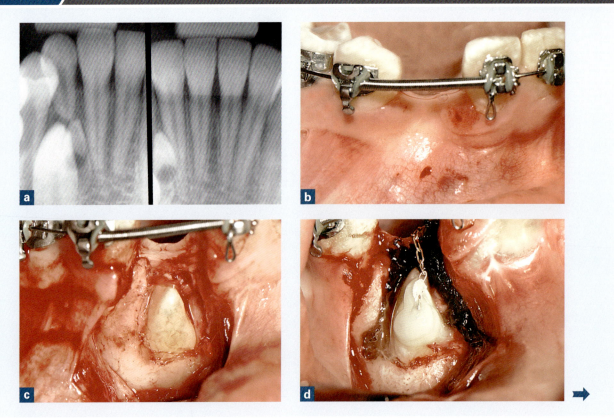

a：患者は思春期の女性．下顎右側犬歯の近傍に過剰歯があり，これが原因で下顎右側犬歯が埋伏するに至った．
b：下顎右側乳犬歯と過剰歯を抜去し，矯正装置を装着したうえで下顎右側犬歯部の空隙拡大を図った．しかし，当該歯の萌出はみられなかった．
c：そこで閉鎖誘導法にて開窓を行った．歯槽頂部に切開を加えて有茎弁を反転・挙上させた後，被覆した歯槽骨を除去し犬歯の歯冠を露出させた．
d：埋伏した犬歯の切縁にチェーンの一端を接着したうえで弁を元に戻した．チェーンの他端は，歯槽頂の切開部から口腔内に出す形とした．

　下顎犬歯は，歯槽堤の中央部あるいは唇側に埋伏することが多い．歯槽堤の中央部に埋伏している症例では，犬歯には位置異常がなく縦向きに位置していることが多い（図4-1）．この場合，閉鎖誘導法で容易に開窓を行うことができる．
　一方唇側に埋伏している症例では，犬歯が位置異常をともなって傾斜していることが多い（108ページ図4-2〜113ページ図4-4）．この場合は歯肉弁根尖側移動術（apically positioned flap：以下APF，第1章参照）で開窓を行い，歯冠を露出した状態に保つことになる．
　下顎犬歯が舌側に埋伏するようなことはほとんどない．埋伏した下顎犬歯に対する開窓術の計画にあたっては，適切なエックス線写真を撮って正しい診断を行うことが不可欠である．また開窓術に先立ち，矯正装置を装着し，犬歯の誘導余地

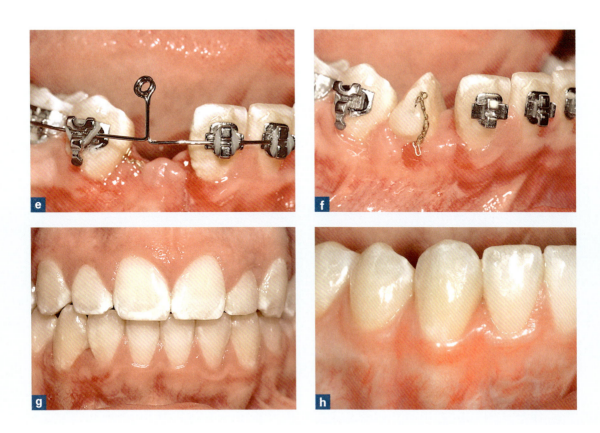

e, f：6週間後，0.018インチのアーチワイヤーでバリスタループを作製し，これを用いて犬歯を歯槽頂の中央部へ誘導した。
g：犬歯にブラケットを装着して捻転の改善を進め，矯正歯科治療を終了した。
h：矯正歯科治療後5年の口腔内写真．閉鎖誘導法を用いて埋伏歯の誘導を行うことで，歯肉や粘膜がどれほど自然な状態になるかが理解されよう．

を確保しておくことが重要である．患者は，開窓術実施の準備が整った段階で，矯正歯科医から口腔外科医へと治療を委託されることになる．なお乳犬歯ならびに過剰歯がある場合は，開窓術実施時に抜去される．

縦向きに埋伏した下顎犬歯

　位置異常がみられず，歯槽堤の中央部あるいは唇側にほぼ縦向きに下顎犬歯が埋伏している場合は，閉鎖誘導法を用いることが可能である（図4-1）．歯槽頂部に切開を加えて，通法にしたがい弁を反転・挙上し，埋伏歯へのアクセスを確保する．この際，歯槽骨の除去を行いやすくするために縦切開が必要になることもある．それから被覆した歯槽骨を十分に除去し，埋伏歯の歯冠を露

4 下顎犬歯の埋伏

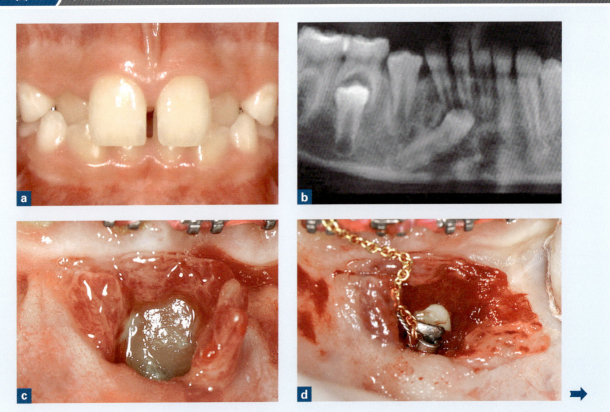

図4-2 下顎右側犬歯が位置異常をともなって唇側に埋伏していた症例

a, b：患者は思春期の女性．下顎右側犬歯が位置異常をともなって下顎右側側切歯の近心唇側に埋伏していた．
c：弁を反転・挙上して，埋伏した犬歯を被覆する唇側の歯槽骨を露出させた．
d：歯槽骨の除去を進めて犬歯の歯冠を露出させ，これにクリートを接着した．クリートにはチェーンの一端を取りつけ，他端は口腔内に出す形とした．

出させる．その後，止血材を用いて埋伏歯を周囲組織から隔離し，クリーンで乾燥した領域を確保する．

歯冠表面にエッチングを施した後，ボンディング材を塗布してチェーンの一端を接着する．アタッチメントを介してではなく，直接チェーンを歯に接着するのが最も簡単である（106ページ図4-1d）．これらが完了したら弁を元に戻し，縫合を行う．チェーンの他端は歯槽頂の切開部から口腔内に出し，隣在歯のブラケットに固定する．

矯正歯科治療は術後2週間で開始可能となる．

こうしたタイプの埋伏犬歯を誘導する器具としては，バリスタスプリングが最も適している（図4-1e）．埋伏歯が口腔内に現れたら，ブラケットを装着して最終的な位置への移動を図る．このような形で矯正力を加えると，埋伏歯は自然萌出の場合と似た萌出経路で誘導され，歯槽堤の中央部から口腔内に現れる．そして歯肉退縮のない，正常な歯肉辺縁部の形態が達成される（図4-1h）．

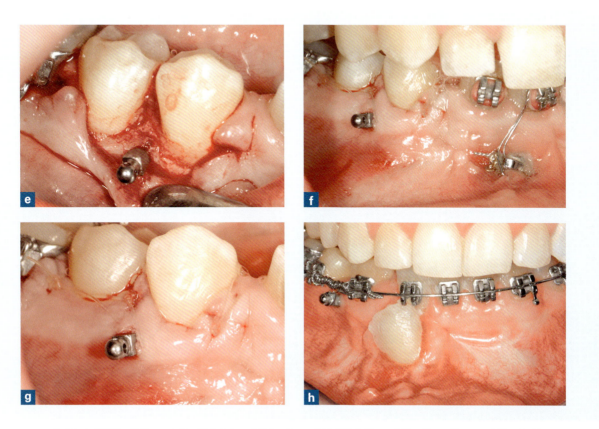

e〜h：犬歯をまず唇側へ移動させた後，遠心方向へ牽引するための固定源を確保する目的で第一・第二小臼歯間に歯科矯正用アンカースクリューを植立した．

（矯正歯科治療の症例写真はDr. Doug Knight〔Tacoma, Washington〕のご厚意による）

　唇側に埋伏している犬歯は，しばしば位置異常と傾斜をともなう（図4-2）．その場合は，APFを行って歯を露出状態に保つ必要がある．

水平に埋伏した下顎犬歯

　非常に稀ではあるが，下顎犬歯が水平位で唇側に埋伏するような例もみられる．埋伏歯の尖頭が正中線付近あるいはそれを越えるような位置にさえなければ，開窓術と矯正歯科治療によってこれを引き出し，本来あるべき位置へと移動させることが可能である．しかし埋伏位置が正中線に近接していたり，あるいは正中線を越えていたりする場合（図4-3）には，矯正歯科治療での移動は容易でなく，中には移動不能な場合もある．そしてあらゆる要素を考慮に入れたうえで，抜歯という判断が下されることもある．移動を試みる際には，隣在歯に対するダメージのリスクを事前に十分考慮に入れておく必要がある．

　水平に埋伏した犬歯に対しては，まず矯正歯科治療で空隙を設ける必要がある．そして適切な量の空隙が確保された時点で口腔外科医による開窓術が行われる．

　もし付着歯肉の幅が不足しているようであれば，事前に歯肉移植を行ってから開窓術を実施するようにすべきである（図4-3c）．水平に埋伏した下顎犬歯は，正中線にきわめて近い状態でさえなければAPFで対処することが可能である．埋伏歯の誘導に際して適切なメカニクスを用いることができるよう，開窓後は歯冠を開放状態に保つことが絶対に必要である（図4-3）．埋伏歯はまず唇側方向に引き出すことが必要で，その後にアタッチメントをブラケットに置き替え，最終目標の位置まで移動させる．

　水平に埋伏した下顎犬歯のように，非常に難しい状況にある埋伏歯に対しては，移動を容易にするためにテンポラリーアンカレッジデバイス（以下TAD）を固定源として追加する方法もありうる．TADは，第一・第二小臼歯間に植立することで，移動の一助となる．またTADは歯肉歯槽粘膜境近くの歯肉に植立するが，この際，ドリリングとTADの植立位置に正確を期するため，歯肉を切除したり小さな弁を設けたりして，視認性を改善しておくのも1つの方法である（108ページ図4-2）．

　水平に埋伏した下顎犬歯は口腔前庭深くにあるため，その歯冠を開放状態に保とうとすると，多くの場合アタッチメントの接着と包帯材の使用が必要である．

　なお矯正歯科治療は，術後4～6週間で開始可能となる．

図4-3 両側の下顎犬歯が位置異常をともなって水平に埋伏していた症例

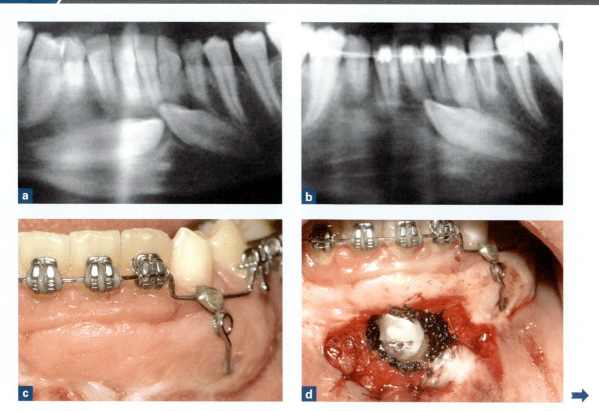

a：患者は13歳の男性．下顎犬歯が両側とも位置異常をともなって埋伏していた．
b：下顎右側犬歯はその歯を生かすことができないと判断し，抜歯を行った．
右側乳犬歯は将来のインプラント治療を見越し，歯槽頂の骨吸収防止のため抜去せず残すこととした．
c：左側犬歯は，唇側歯肉の増大を図るため先に自家歯肉移植術を行った．
d：自家歯肉移植術の8週間後に有茎弁を挙上し，被覆した歯槽骨を除去して埋伏犬歯の歯冠を露出させた．
その表面にアタッチメントを接着したうえで，根尖側にずらした位置に弁を縫合することで，犬歯の歯冠を開放状態のまま維持した．

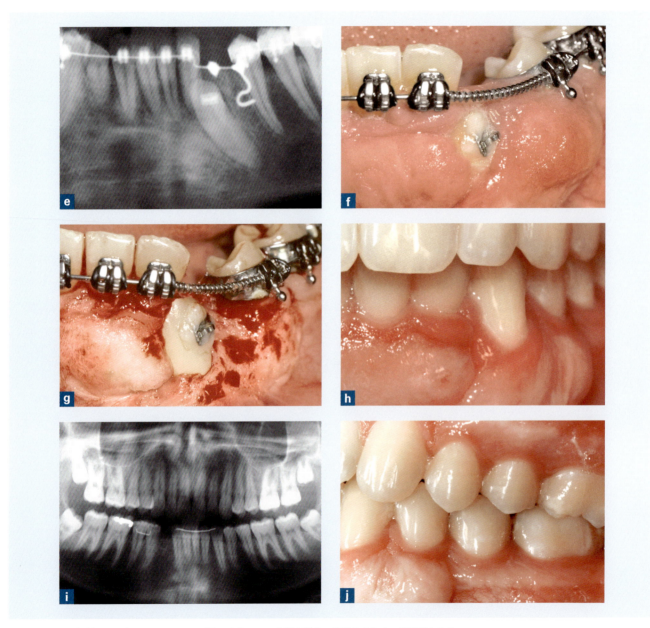

e：調製された角ワイヤーにループをロウ着して，犬歯を遠心へ牽引するための固定源とした．
f〜h：犬歯の牽引がある程度進んだ段階で(**f**)，最終的な位置への歯の移動を助ける意味あいで歯肉形成術を行った(**g**, **h**).
i, **j**：矯正歯科治療後5年経過時のエックス線写真と，咬合状態を示す口腔内写真．

（矯正歯科治療の症例写真はDr. Tim Quinn〔Gig Harbor, Washington〕のご厚意による）

図4-4 近心唇側に埋伏した下顎左側犬歯に対し部分層弁で開窓を行った症例

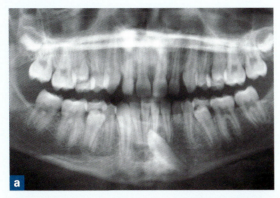
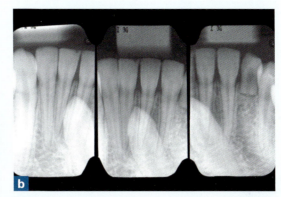
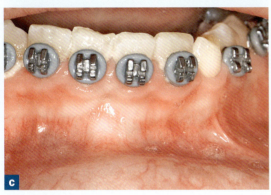
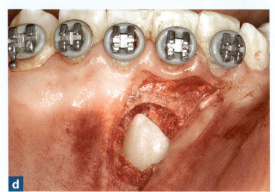

a：患者は思春期の男性．下顎左側犬歯が近心唇側に埋伏していた．
b，c：根尖部のデンタルエックス線写真（**b**）ならびに口腔内の触診（**c**）により，犬歯が唇側に埋伏していることを確認した．
d：有茎の部分層弁を反転・挙上し，埋伏犬歯の歯冠を被覆している歯槽骨を除去した．

軟組織の移植について

　水平に埋伏した下顎犬歯については，矯正歯科治療中，治療後に再評価を行う必要がある．再評価の結果次第では，遊離歯肉移植あるいは結合組織移植による歯肉の追加が必要になることもある．特に位置異常をともなって歯肉歯槽粘膜境の付近やそれより下方に犬歯が埋伏しているような場合は，そうなりがちである．

　図4-3に示した症例では当初から歯肉の幅が不足していたため，開窓前の段階で歯肉移植が行われた．また矯正歯科治療の最後の仕上げを行いやすくするため，犬歯の誘導の途中で小規模な歯肉切除術が必要になった．

　逆に図4-4に示した症例では，歯肉移植を行わなかったところ，誘導の過程で中等度の歯肉退縮が生じた．このタイプの歯肉退縮は，結合組織移植で容易に対応可能である．

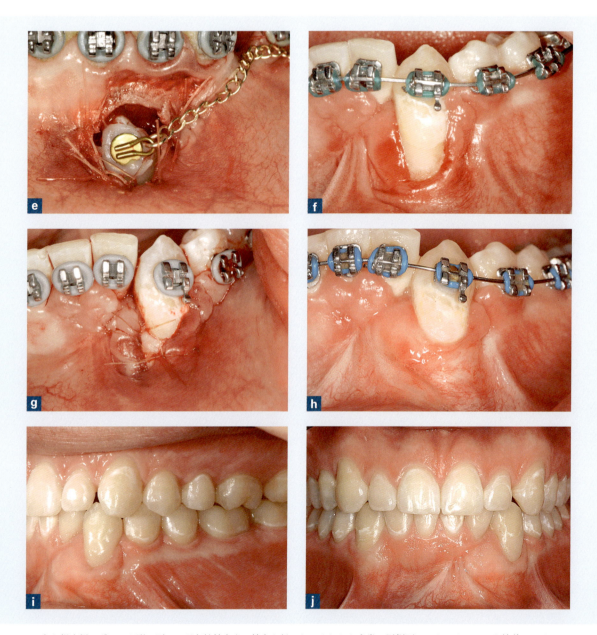

e：弁を根尖側にずらした形で戻し，吸収性縫合糸で縫合を行った．それから犬歯の唇側面にアタッチメントを接着し，そこにチェーンの一端を取りつけ，他端は暫間的措置として小臼歯のブラケットに固定した．下顎にリンガルアーチを使用して固定を加強しつつ，矯正歯科治療で犬歯の遠心への牽引を行った．

f〜h：最終的に，下顎左側犬歯のアタッチメントをブラケットに置き換え，アーチワイヤーにより歯冠の挺出を図った．挺出移動の間に中等度の歯肉退縮が生じたため（**f**），結合組織移植を行い（**g**），3か月間の治癒期間をおいてから（**h**）矯正歯科治療による移動を再開した．

i, j：ブラケット撤去後7年．下顎左側犬歯の位置ならびに軟組織の付着状態は安定が保たれている．

　（矯正歯科治療の症例写真はDr. Doug Knight〔Tacoma, Washington〕のご厚意による）

参考文献

1. Agarwal S, Yadav S, Shah NV, Valiathan A, Uribe F, Nanda R. Correction of bilateral impacted mandibular canines with a lip bumper for anchorage reinforcement. Am J Orthod Dentofacial Orthop 2013;143(3):393-403.

2. Almeida RC, Carvalho FA, Almeida MA, Capelli J Jr. Orthodontic management of a patient with impacted and transposed mandibular canines. World J Orthod 2009;10(4):345-349.

3. Aras MH, Halicioğlu K, Yavuz MS, Çağlaroğlu M. Evaluation of surgical-orthodontic treatments on impacted mandibular canines. Med Oral Patol Oral Cir Bucal 2011;16(7):e925-928.

4. Auluck A, Nagpal A, Setty S, Pai KM, Sunny J. Transmigration of impacted mandibular canines—report of 4 cases. J Can Dent Assoc 2006;72(3):249-252.

5. Bahl R, Singla J, Gupta M, Malhotra A. Abberantly placed impacted mandibular canine. Contemp Clin Dent 2013;4(2):217-219.

6. Buyukkurt MC, Aras MH, Caglaroglu M. Extraoral removal of a transmigrant mandibular canine associated with a dentigerous cyst. Quintessence Int 2008;39(9):767-770.

7. Buyukkurt MC, Aras MH, Caglaroglu M, Gungormus M. Transmigrant mandibular canines. J Oral Maxillofac Surg 2007;65(10):2025-2029.

8. Cabrera Diaz JR. Impacted mandibular canines. Int J Orthod Milwaukee 2011;22(3):25-30.

9. Camilleri S, Scerri E. Transmigration of mandibular canines—a review of the literature and a report of five cases. Angle Orthod 2003;73(6):753-762.

10. Cowman SC, Wootton WR. Bilateral impaction of mandibular canines. N Z Dent J 1979;75(340):113-114.

11. Crescini A, Baccetti T, Rotundo R, Mancini EA, Prato GP. Tunnel technique for the treatment of impacted mandibular canines. Int J Periodontics Restorative Dent 2009;29(2):213-218.

12. Edstrom EJ, Smith MM, Taney K. Extraction of the impacted mandibular canine tooth in the dog. J Vet Dent 2013;30(1):56-61.

13. González-Sánchez MA, Berini-Aytés L, Gay-Escoda C. Transmigrant impacted mandibular canines:a retrospective study of 15 cases. J Am Dent Assoc 2007;138(11):1450-1455.

14. Gunashekhar M, Rohini M. Transmigration of mandibular canines: a rare case report and review of literature. J Dent Child(Chic) 2011;78(1):19-23.

15. Holla A, Saify M, Parashar S. Transmigration of impacted mandibular canines and its association with malocclusion and morphology: an analysis of seven cases. Orthodontics(Chic) 2012;13(1):156-165.

16. Hudson AP, Harris AM, Mohamed N. Early identification and management of mandibular canine ectopia. SADJ 2011;66(10):462-464, 466-467.

17. Joshi MR. Transmigrant mandibular canines: a record of 28 cases and a retrospective review of the literature. Angle Orthod 2001;71(1):12-22.

18. Kokich VG, Mathews DP. Surgical and orthodontic management of impacted teeth. Dent Clin North Am 1993;37(2):181-204.

19. Kontham U, Kontham R, Mistry J. Transmigration of mandibular canines in siblings: a case report. Quintessence Int 2012;43(1):45-49.

20. Mupparapu M. Patterns of intra-osseous transmigration and ectopic eruption of mandibular canines:review of literature and report of nine additional cases. Dentomaxillofac Radiol 2002;31(6):355-360.

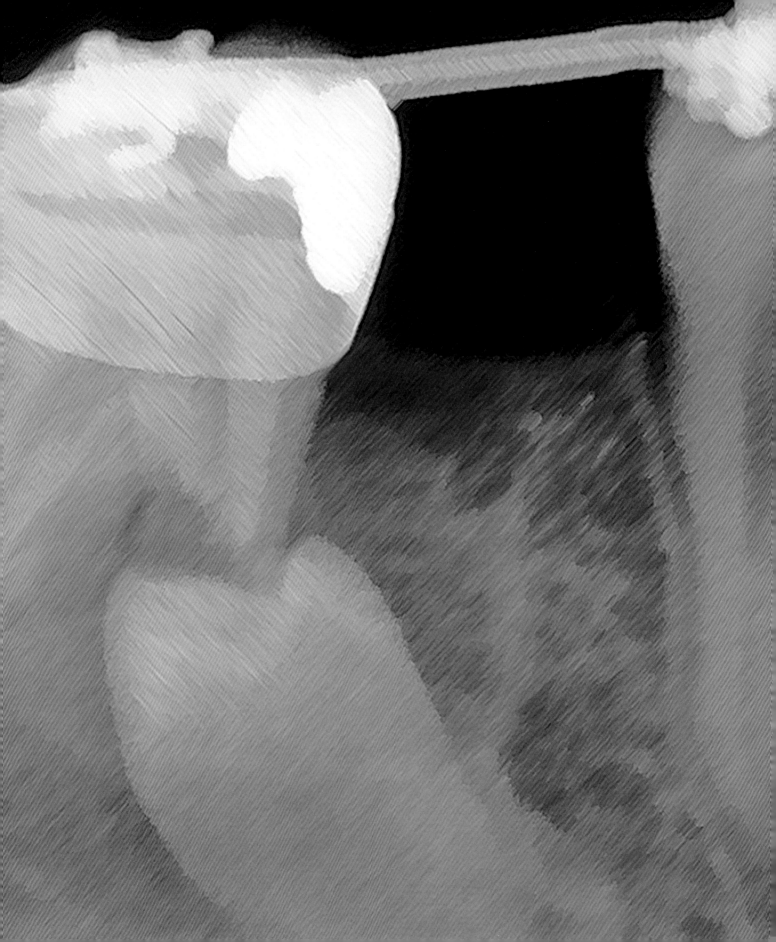

小臼歯の埋伏 5

5 小臼歯の埋伏

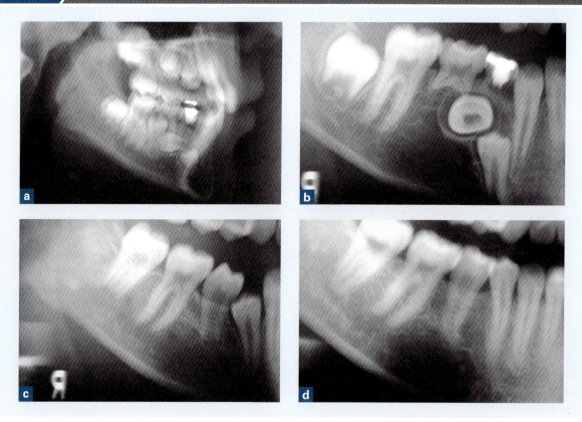

図5-1 下顎右側第二小臼歯の水平埋伏症例

a, b：患者は10歳7か月で混合歯列期の女児である．下顎右側第二小臼歯は歯冠を遠心に向けた水平位で埋伏しており，第一小臼歯の萌出阻害を惹起していた．その治療として，まず下顎右側第一・第二乳白歯を抜去し，第一大臼歯の位置を維持する目的で下顎にリンガルアーチを装着した．
c：患者13歳時．第二小臼歯は歯列内の正常な位置へと自然萌出し，これにともなって第一小臼歯も正常な位置へと向かって移動していた．第二小臼歯の捻転を改善し，第一小臼歯をさらに萌出させる目的で矯正歯科治療を行った．
d：矯正歯科治療終了後（患者は14歳10か月）．埋伏していた第一・第二小臼歯の歯根と歯冠の位置はともに良好となった．

　小臼歯のうち最も頻繁に埋伏がみられるのは下顎第二小臼歯で（図5-1, 5-2），上顎ではあまりみられない．上顎下顎いずれの場合でも，埋伏した小臼歯は歯槽骨の唇舌的中央あるいは舌側（口蓋側）に位置することが多い．また下顎小臼歯の場合，舌側に位置していればその多くは触診で触知可能である（122ページ図5-3d）．
　埋伏歯の正確な位置を把握するためには，適切なエックス線写真を撮る必要がある（図5-2c, d）．埋伏歯が触診で確認できないような場合，唇舌的中央か頬側にあるはずである．上顎にせよ下顎にせよ，小臼歯が頬側に埋伏するような例はあまりみられない．
　なお，埋伏した小臼歯の開窓は，閉鎖誘導法もしくは矯正前開窓法のどちらかで行うことが可能である．

図5-2　下顎左側第二小臼歯の埋伏症例

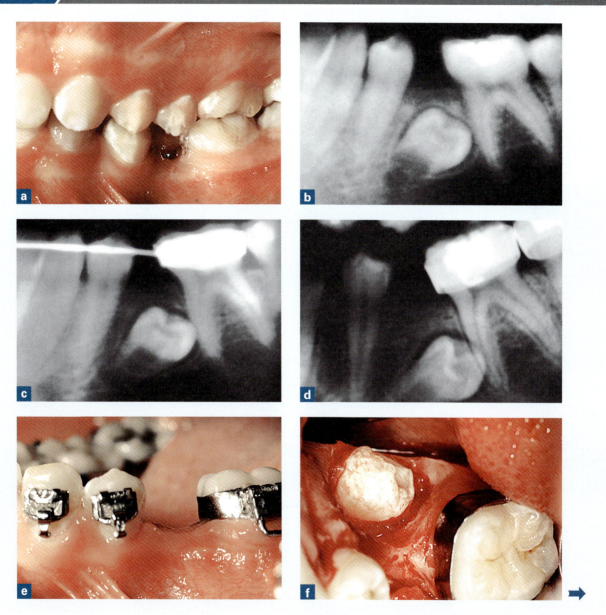

a：患者は13歳の女性．下顎左側第二小臼歯を除くすべての歯が萌出していた．
b：エックス線写真によると，第二小臼歯の歯冠は完成していたが，歯根は形成が始まったばかりだった．この時点で開窓術を行うことは，今後の歯根形成を阻害する可能性があると判断した．
c：そこで，リンガルアーチを装着して大臼歯の位置の保全を図ったうえで，2年間経過観察を行った．
d：15歳の時点で第二小臼歯の歯根が完成したため，矯正歯科治療を開始した．
e，f：初めに第二小臼歯を誘導するための空隙を矯正歯科治療で確保し(e)，そのうえで埋伏歯の舌側に形成した弁を反転・挙上して，歯冠を被覆する骨を除去した(f)．

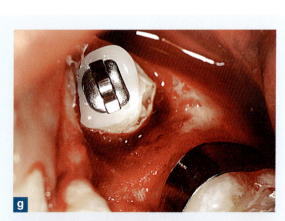
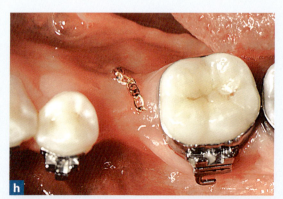
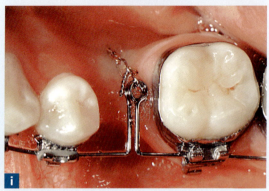
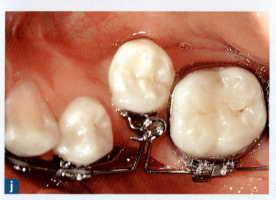

g：埋伏歯は舌側面を上方に向けた形で捻転していたため，ボタンを舌側面に接着した．
h：ボタンにチェーンの一端を取りつけたのち，弁の歯肉部に穴を設けたうえで弁を戻し縫合を行った．チェーンの他端は弁の穴に通す形で口腔内に出した．
i：0.018インチのラウンドアーチワイヤーでバリスタスプリングを作製し，これを歯槽頂付近でチェーンと連結することによりアクチベートを行った．
j：スプリングが咬合面方向に戻ろうとする力を利用して，埋伏している小臼歯を引き出した．

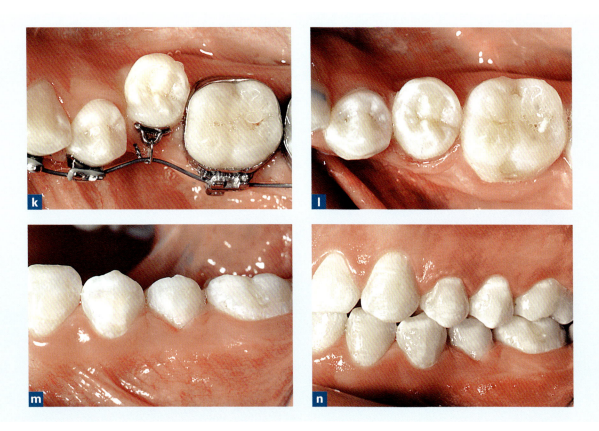

k：歯冠が歯肉を破って口腔内に現れた後は，Ni-Ti（ニッケル・チタン）ワイヤーを用いて埋伏歯を本来あるべき頬側の位置へ移動させた．

l〜n：この症例では，埋伏した小臼歯の歯冠の捻転改善を図るような処置は行わなかった．矯正装置の撤去後，当該歯の頬側に向いた面（解剖学的には歯の舌側面）に修復用レジンを築盛して機能咬頭を作製し，対合する上顎第二小臼歯との咬合接触関係を構築した．

閉鎖誘導法

　下顎の小臼歯が舌側に埋伏している場合，犬歯から第二大臼歯近心にわたって全層弁を舌側に反転・挙上する（次ページ図5-3）．埋伏歯が隣在歯の根尖付近にあるような場合，時には縦切開が必要になることもある．そして埋伏歯の歯冠の径より広めの誘導路を形成するべく，歯冠を被覆している骨を注意深く除去する．そうすることで初めて，歯を殻状の骨から脱出させることが可能になる．ただ，ときどき埋伏歯が第一大臼歯の近心根に近接している例がみられるため，この作業は慎重に行う必要がある（125ページ図5-5d）．

　歯冠を露出させたら，その上面にチェーンを接着する（124ページ図5-4，5-5）．こうすると，1，2週間後には挺出方向に向かって矯正力を加

5 小臼歯の埋伏

図5-3 下顎第二小臼歯が位置異常をともなって舌側に埋伏した症例

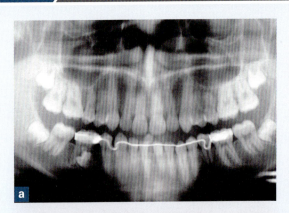
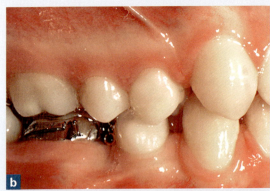
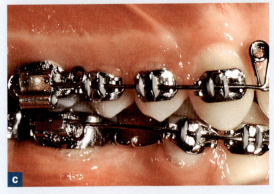
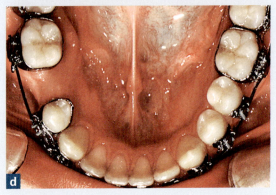

a，b：患者は14歳2か月の思春期の男性．下顎右側第二小臼歯の発育遅延がみられたため，歯根形成が完了するまでの間第一大臼歯の位置を維持する必要があることから，すでにリンガルアーチが装着されていた．

c，d：その後すべての歯にブラケットを装着し，まず下顎右側第一小臼歯・第一大臼歯間に埋伏歯を誘導するための空隙を設ける作業が行われた．患者はこの段階で，舌側に埋伏した第二小臼歯の開窓を目的に筆者らのもとへ紹介されてきた．

えることが可能になる．埋伏歯が歯槽骨の唇舌的中央にあるようなら，バリスタスプリングを用いて矯正力を加えることで，速やかな誘導が可能である．

比較的稀ではあるが，埋伏した小臼歯が第一大臼歯の歯根に押さえ込まれた形になっている症例もみられる．その場合，埋伏歯を誘導するために特別なメカニクスが必要になる（125ページ図5-5）．

大臼歯の根尖付近に小臼歯が埋伏している場合，矯正歯科治療による移動によって若干の歯根吸収が生じるのは止むを得ないことかもしれない．すでに吸収されつつある大臼歯の近心根にさらなるダメージを与えることなく，大臼歯の下方に埋伏している歯を引き出すうえでは，矯正力の大きさと向きがきわめて重要である．埋伏歯の誘導が奏効すれば，大臼歯の近心根を圧迫する力がなくなり，歯根吸収は停止する．

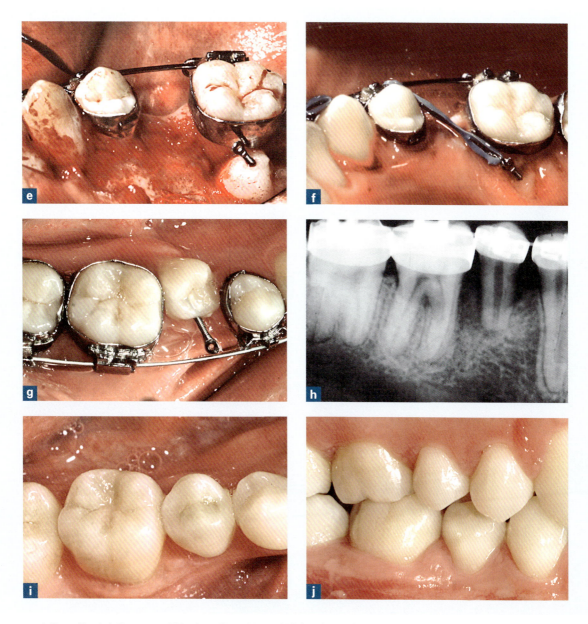

e：犬歯から第二大臼歯にかけて舌側へ弁を反転・挙上し，埋伏歯の歯冠を覆う骨を除去した．
この症例では，アタッチメントが外れないよう例外的に埋伏歯の頬側面にピンを植立した．
そのうえで弁を戻し，ピンの頭部分が辺縁歯肉から飛び出す形とした．
f，g：開窓術後3週間を経過した段階で，ピンとアーチワイヤーをエラスティックチェーンで結び，埋伏歯の近心移動を開始した．その後，埋伏歯の歯冠が第一大臼歯近心面と接触しなくなった段階でピンを撤去し，バンドを装着して頬側への移動を図った．
h：歯根の移動が完了した段階で調べると，この歯は通常より短根であった．
i，j：矯正歯科治療終了後1年．埋伏していた第二小臼歯は安定した位置が維持されていた．

5 小臼歯の埋伏

図5-4 埋伏した小臼歯の誘導にチェーンを使用した症例

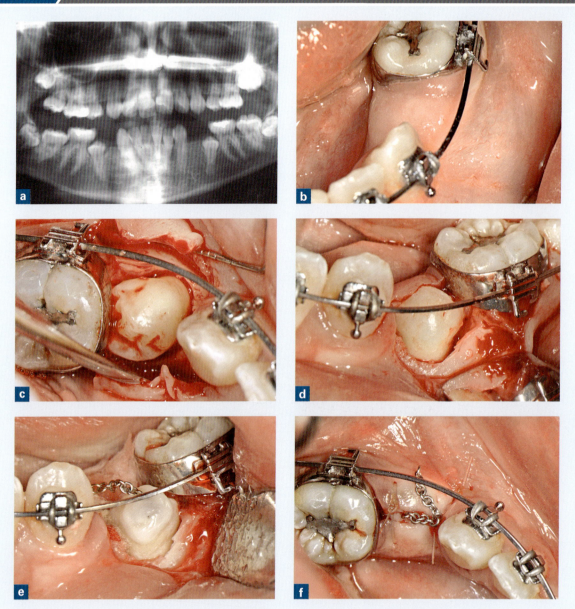

a, b：重度のアーチレングスディスクレパンシーに対応するため，すでに第一小臼歯4本の抜去が行われていた．
それにもかかわらず，両側の下顎第二小臼歯は第一大臼歯近心面にぶつかる形で埋伏した状態に陥っていた．
矯正歯科治療によって埋伏歯2本の誘導空隙を確保した後，歯列は開窓術に向けて角ワイヤーで固定された．
c, d：誘導空隙の歯槽頂の歯肉に切開を加え，両側に全層弁を反転・挙上した．
さらに歯冠を被覆している骨を除去して，埋伏歯の歯冠を露出させた．
e：エッチングとボンディング処理を行ったうえで，埋伏歯の頬側咬頭にチェーンの一端を接着した．
f：弁を戻し，吸収性縫合糸で縫合を行った．チェーンの他端は歯槽頂の切開線から出しておき，歯槽頂部からバリスタスプリングで埋伏歯を引き出す態勢とした．

図5-5 小臼歯の埋伏により第一大臼歯の歯根吸収が生じていた症例

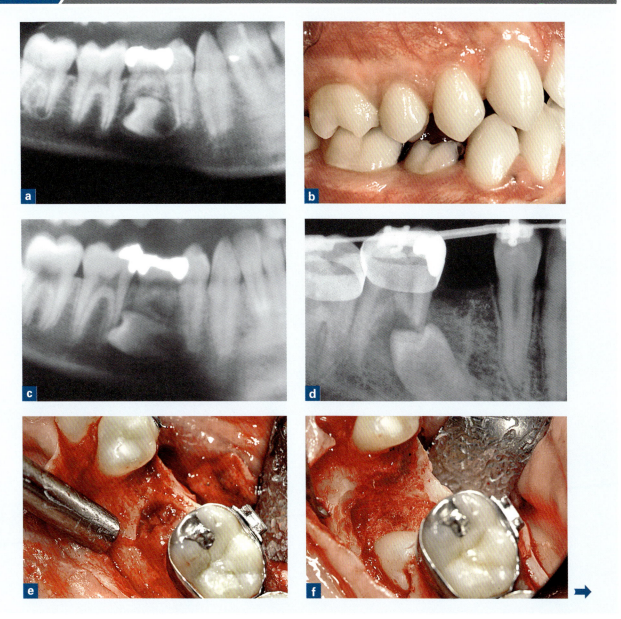

a：患者は12歳6か月の思春期の男性．埋伏している下顎右側第二小臼歯に発育遅延がみられ，歯冠は遠心方向を向いていた．これに対し，歯根形成をもう少し待ったうえで矯正歯科治療を開始する方針とした．

b，c：患者が15歳になった段階で埋伏歯の歯根形成が始まっているのを確認したため，矯正歯科治療を開始した．同部分の第二乳臼歯は抜去した．

d：矯正歯科治療開始後6か月で埋伏歯の開窓を行う時期を迎えた．この時までに埋伏歯は向きを変えて萌出運動を始めており，明らかに第一大臼歯の近心根を吸収し始めていた．

e，f：舌側の弁を反転・挙上し，歯冠を被覆している骨を注意深く除去して，埋伏歯の歯冠を露出させた．

5 小臼歯の埋伏

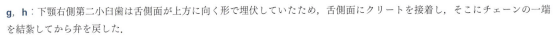

g, h：下顎右側第二小臼歯は舌側面が上方に向く形で埋伏していたため，舌側面にクリートを接着し，そこにチェーンの一端を結紮してから弁を戻した．
i：チェーンの他端は，弁の舌側に設けた穴を通して口腔内に出す形とした．
j～l：吸収しつつある第一大臼歯の近心根から第二小臼歯歯冠を引き離すべく，近心ならびに咬合面方向に向けて力が加わるようにして，0.018インチのワイヤーでバリスタループを作製した．

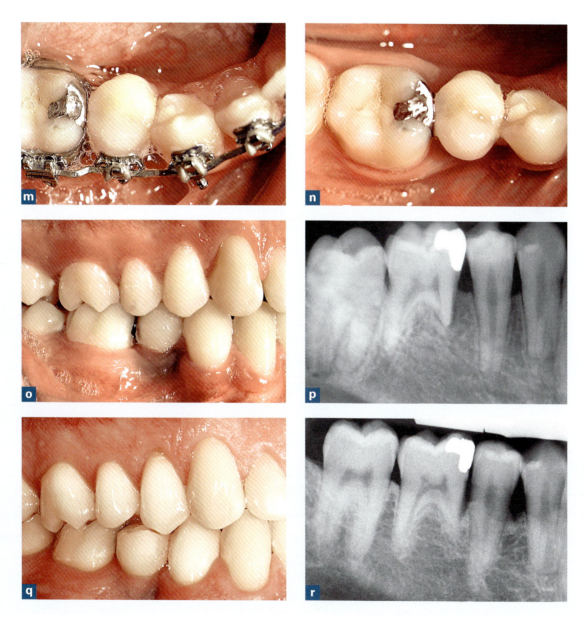

m：埋伏歯の歯冠は口腔内へと誘導できたが，この歯の捻転を改善する作業は行わなかった．

n, o：矯正装置撤去後，下顎右側第二小臼歯の頬側に向いた面（解剖学的には歯の舌側面）を複合レジンで修復して咬頭を作製し，対合する上顎の小臼歯と咬合時に接触するようにした．

p：矯正歯科治療終了後のエックス線写真．第二小臼歯の移動後に第一大臼歯の近心根の吸収が進行していないことがわかる．

q, r：矯正歯科治療終了後22年．咬合ならびに第二小臼歯と第一大臼歯の歯根長は安定した状態が維持されていた．

矯正前開窓法

上顎小臼歯が口蓋側あるいは歯槽骨の頰舌的中央に埋伏している場合，矯正前開窓法の実施が可能である（図5-6）．まず第一大臼歯近心から犬歯にかけて弁を反転・挙上し，歯冠を被覆している骨を適切に除去して埋伏歯の歯冠を完全に露出させる．そして咬合面あるいは粘膜の直下に現れた歯面に，歯列矯正用のアタッチメントを接着する（図5-6f）．そして弁を戻し，アタッチメントに包帯材を置くことができるよう，歯冠を十分に露出させるためのスキャロッピング（波状の切り欠き）を施してから縫合する（図5-6g）．

包帯材は数週間後には除去可能だが，上顎小臼歯が口蓋部上方の位置に埋伏している場合は，その埋伏歯がある程度まで自律的に萌出してくるまでそのままにしておく．埋伏した小臼歯が粘膜の直下まで移動してくれば，もはや組織の増生で歯が再度埋もれる懸念は少ないと判断とし，包帯材の除去が可能になる．中には包帯材を2,3か月ほど置いておく必要のある例もみられる．

歯が組織の中を移動する様相がはっきりとみられたら，矯正歯科治療の開始が可能になる．

埋伏した小臼歯の誘導に用いるメカニクス

小臼歯の誘導に用いる矯正歯科治療のメカニクスの選定には，歯根の向きならびに埋伏歯の歯冠の垂直的な深さが関係する．埋伏した小臼歯が歯槽骨の頰舌的中央にあり，なおかつ歯槽骨内でほぼ垂直方向を向いているような場合，筆者らは，頰側皮質骨と舌側皮質骨の間で垂直方向に歯を誘導すべく，バリスタスプリングの使用を推奨している（120ページ図5-2i）．バリスタスプリングの長さは，唇側にあるアーチワイヤーから歯槽頂までの距離に一致させる．こうすることで，埋伏歯を垂直方向により効率的に誘導することができる．埋伏歯が歯槽頂部の歯肉を破って出てきたら，ブラケットを接着して隣在歯との位置関係を改善させることが可能になる．

小臼歯の歯冠が口蓋側あるいは舌側の表面近くにあって，第一大臼歯歯根より舌側に位置しているような場合は，バリスタスプリングでは歯を適切に誘導する向きの力を加えることが難しい．この場合，埋伏歯を歯槽堤の中央部あるいは第一大臼歯の近心側へと誘導するうえでエラスティックチェーンが有用となる（123ページ図5-3f）．ただしこの際，固定源がエラスティックチェーンの反作用を受け止められるだけの強固さをもっているかの確認が必要である．状況によってはリンガルアーチを装着して，そこにエラスティックチェーンを掛けるという方法も有用である．いずれにしても，第一大臼歯の歯根に損傷を与える方向に力を加えないことが肝要である．

時には，下顎第二小臼歯の歯冠があまりにも遠心に向きすぎて，第一大臼歯の歯根吸収をきたすような症例もみられる（125ページ図5-5c, d）．これは頻繁にみられるわけではないが，もしこのような状況になったら，可能な限り早期に埋伏歯の歯冠を第一大臼歯の歯根から引き離す措置を講じることで，修復不能な損傷による第一大臼歯の喪失という事態を回避することが重要である．通

図5-6　ダウン症候群患者に埋伏した小臼歯がみられた症例

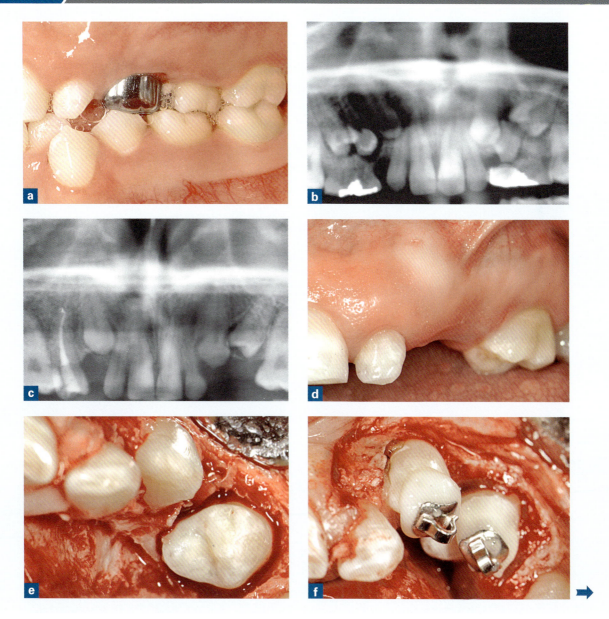

a, b：患者は14歳8か月の思春期の女性．軽度のダウン症候群を有していた．
両側の上顎犬歯・小臼歯は，歯根が完成しているにもかかわらず萌出が著しく遅延していた．それに加えて上顎歯列には著しいアーチレングスディスクレパンシーがみられた．上顎乳臼歯4本と両側の上顎第一小臼歯は，この段階で抜去された．

c, d：初診から6年後，患者が20歳7か月の時点においても，上顎左側犬歯と第二小臼歯にはほとんど萌出の様相がみられなかったため，この段階で埋伏歯の開窓を目的に筆者らのもとへ紹介されてきた．

e, f：上顎左側犬歯と第二小臼歯は歯槽骨の頬舌的中央に埋伏していたため，頬舌の両側に弁を反転・挙上し，埋伏歯の歯冠を被覆する骨を除去した．そして，犬歯の尖頭と第二小臼歯の頬側咬頭頂にクリートを接着し，弁を戻した．

g：クリートの上には光重合型の包帯材を置いた．
h, i：開窓術から1年後に確認したところ，それ以前の6年間に比べ，2本の埋伏歯が大幅な萌出の様相を示していた．
j〜l：クリートを撤去，すべての歯に矯正歯科治療用ブラケットを装着し，上顎左側犬歯と第二小臼歯の配列を整えた．

常，バリスタスプリングはこのような症例には適さない．小臼歯の歯冠を第一大臼歯歯根から引き離すために筆者らが好んで用いるメカニクスは，リンガルアーチ，歯科矯正用アンカースクリューといった器具にエラスティックチェーンやNi-Tiスプリングを取りつける方法である．

　先に述べたように，埋伏した第二小臼歯が歯槽の唇舌的中央にないような場合，歯は第一大臼歯の歯根の舌側（口蓋側）に向いていることが多い．122ページ図5-3はその一例である．このような場合，筆者らは埋伏歯を歯槽堤の中央部へと誘導する目的で広く用いているバリスタスプリングの使用を推奨しない．なぜなら，バリスタスプリングではこの状況下で微妙な矯正力の向きの調整が困難だからである．そこで筆者の1人（Kokich, VG）は，この症例において第二小臼歯の歯冠をまず近心へ，次いで歯列内へと誘導する手段としてエラスティックチェーンを選択した．

　しかし中には，歯根の損傷を回避するために小臼歯を大臼歯の歯根から引き離すことが容易でないような例もある．実際のところ，このタイプの移動を行っている最中に，下顎大臼歯の歯根の近心面に多少の吸収が生じることはほぼ不可避である．それでも，いったん埋伏歯の歯冠を歯根から引き離してやれば，間葉細胞からセメント芽細胞が分化し，歯根の表面に細胞セメント質が添加されて吸収部位の修復が行われることが，すでに研究によって明らかになっている．

　上顎下顎を問わず，時には第二小臼歯が舌側に向かう形で埋伏し，開窓の際に埋伏歯の歯冠を被覆している骨を除去すると，まず小臼歯の舌側面が現れる例もある（126ページ図5-5g,h）．そうなると，チェーンやアタッチメントの接着は舌側面に行わざるをえなくなる．筆者らは，そのような歯を近心方向へ牽引する途上で，同時に埋伏歯の捻転の改善を図ることを推奨している．さもないと，埋伏歯が歯槽堤中央部に誘導された時点で歯冠が180°捻転しているという状況に至りかねない．119ページ図5-2や図5-5は実際にそうした状況に至ってしまった症例である．どちらの症例においても，筆者の1人（Kokich, VG）は歯冠が180°捻転し舌側面が頬側に向いたままとする選択を行った．この歯の捻転を矯正歯科治療によって改善することは可能かもしれないが，歯根の周囲に付着する槽間線維が原因となって捻転の後戻りをきたす危険が高かったはずである．そこでKokichは，捻転した小臼歯の歯冠に複合レジンを接着し頬側咬頭を作製することで，より自然な外観を確保すると同時に，対合歯との対合関係の改善を図った（図5-5n）．

　図5-5の患者の場合は，下顎第二小臼歯の埋伏の状況自体が容易ならざるものであったことに加え，第一大臼歯に顕著な歯根吸収がみられるという問題もあった．これは矯正歯科治療が始まり，Kokichが開窓術を計画している段階で初めて状況が把握されたものである．「開窓に際して第一大臼歯の歯髄が失活に至るのではないか」「歯根吸収が顕著なだけに，小臼歯の誘導中，歯槽骨に重度の欠損が生じるのではないか」というのが，開窓時点でのKokichの懸念であった．

　そのため，これらの可能性を念頭に置きながら第一大臼歯の予後を注視していった．仮に第一大臼歯が喪失に至ったとしても，この部位に後々インプラントを植立することになった場合を考慮すると，第二小臼歯の誘導によってこの部位の歯槽骨の垂直的な成長を促進することができれば，それだけで十分有益であると考えられた．

　しかし驚いたことに，この症例では第二小臼歯を第一大臼歯近心根の下から引き出した後に歯根吸収が停止して，第一大臼歯の根分岐部には骨が新生し，第一大臼歯，第二小臼歯ともに歯髄活性を維持することができた（図5-5o, p）．

前述の通り，歯根への圧迫を除去してやれば，その後はセメント芽細胞のはたらきによって，吸収を受けた歯根表面に細胞セメント質（修復セメント質）が形成されることになる．

自律的な萌出

　状況によっては，第二小臼歯が埋伏に陥っていたとしても，同じ部位にある1ないし2本の乳臼歯を抜去することで，埋伏歯が自律的に萌出することがある．図5-7の患者の場合，第二乳臼歯が骨性癒着を起こしており，これが第二小臼歯の萌出を阻害しかつその水平埋伏を招いていた．そこで骨性癒着の乳臼歯を抜去したところ，埋伏した第二小臼歯は自力で萌出するに至った．

　自律的な萌出の可能性に関する報告はほとんどみられず，報告されたものについても，ほとんどは一例報告か少数例の報告である．人為によらない自然な改善を試みることは必ずしも予測性をもってその成果を見通せるようなものではないが，試してみる価値は確実にある．特に水平方向に埋伏した小臼歯で，患者がまだ混合歯列期にあるような場合はそうである．

　118ページ図5-1と129ページ図5-6の患者は，それぞれ下顎第二小臼歯，上顎第二小臼歯が水平埋伏をきたしていた．どちらの場合も治療として行ったことは，第二乳臼歯の抜歯とリンガルアーチの装着，ならびにその後の経過観察のみであるが，ともに第二小臼歯が自律的に萌出し，隣在歯に対して理想的といえる位置を占めるに至った．

　自律的な萌出が，予測可能なものであるといえないのは事実である．しかし，混合歯列期にあって，まだ永久歯列に至るには数年かかるような患者に対しては，絶対に試みる価値をもつものである．

図5-7 第二乳臼歯の骨性癒着のため，上顎右側第二小臼歯が埋伏に至った症例

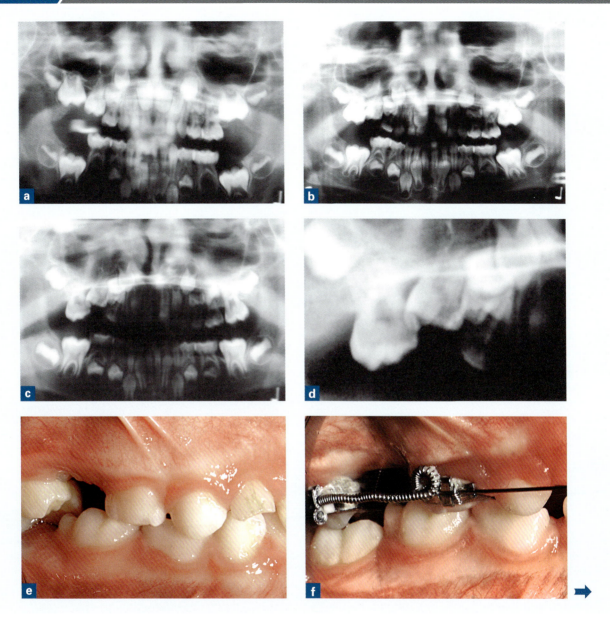

a：患者は5歳6か月の女児．上顎右側第二乳臼歯が隣在歯に対して沈下しており，骨性癒着が疑われた．
b：6歳7か月時のエックス線写真．上顎右側第一大臼歯は骨性癒着を起こしている第二乳臼歯を越える高さにまで萌出しつつあった．
c〜e：その9か月後，第二乳臼歯は著明に沈下し，第二小臼歯は第一乳臼歯の歯根より上方で水平に埋伏するに至った．
f：第二乳臼歯を抜去し，第一大臼歯を遠心へ移動させる矯正歯科治療を開始した．

5 小臼歯の埋伏

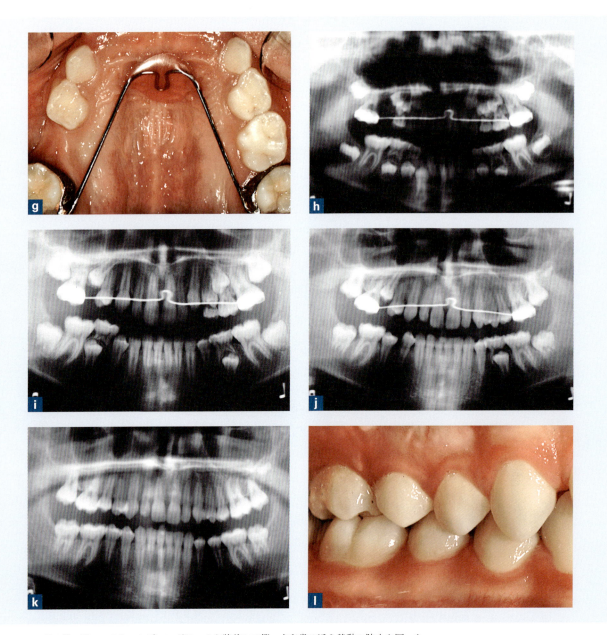

g：その後，Nanceのホールディングアーチを装着して第一大臼歯の近心移動の防止を図った．
h〜k：それから5年間にわたって撮影したエックス線写真でわかるように，上顎右側第二小臼歯は最終的に何らの矯正歯科治療による移動を図ることなく萌出した．
l：13歳6か月時の口腔内写真．上顎右側第二小臼歯は良好に萌出して嵌合していた．

歯根の発育

　下顎第二小臼歯の埋伏は，歯冠が完成しているものの歯根は形成が始まったばかりという段階でしばしば発見される．119ページ図5-2の患者は13歳の女性で，他の歯は第二大臼歯を含めすべて萌出していた．しかし下顎左側第二小臼歯は，歯冠の石灰化が完了していたものの歯根は形成が始まったばかりだった．

　歯根ができていない段階でこの第二小臼歯に開窓を行うことは，果たして賢明な判断であろうか．開窓が行われ，埋伏歯を引き出すための矯正力が加えられた場合，その後の歯根形成にいかなる影響が生じるだろうか．

　この疑問に対し，文献的にはまだ結論が出ていない．筆者らは，歯根がほとんどあるいはまったく形成されていない早期の段階で開窓術を行った場合，その後の歯根形成が停止する可能性があると考えている．そのため筆者の1人（Kokich, VG）は，図5-2の患者について，問題の第二小臼歯の萌出に確信はなかったものの，第一大臼歯の位置を保持するためにリンガルアーチを装着するだけで後はひたすら待つ方針とした．2年後，歯根形成は完了しているにもかかわらず，この小臼歯は萌出していなかった．そこでKokichは，歯根形成の完了を受けて矯正歯科治療を開始することとし，開窓術で歯冠を露出させ，バリスタスプリングを用いてこの歯を歯列内に誘導した．

自家歯牙移植

　本章においてここまでに示した症例は，いずれも埋伏した第二小臼歯に対して開窓術を行ったうえで矯正歯科治療によって歯列内へと誘導し，良好な成績が得られたものである．しかし稀に，矯正歯科治療で誘導することが容易でなかったり，不可能であったり，あるいはまた誘導を試みることで隣在歯や歯槽骨に傷害が及ぶ可能性がある位置に第二小臼歯が埋伏していることがある（次ページ図5-8b）．そのような場合は，自家歯牙移植を行って問題の歯を適正な位置へ移動する方策を考慮すべきである．

　第二小臼歯の移植にあたっては，まず歯槽の頬舌的中央の軟組織を切開し，両側に全層弁を反転・挙上する．次いで頬側の骨を慎重に削除し，埋伏歯とその歯嚢の位置を視認する．そして移植歯を収める移植床を，歯槽頂部の骨を形成して作製する（図5-8c, d）．そのうえで移植歯を歯嚢ごと取り出して，正しい位置に植立する．ただしこの際，移植歯は対合歯と接触しない位置に置くことが必要である（137ページ図5-8e, f）．

　その後，全層弁を閉じて縫合する．矯正歯科治療による移動は，3週間後には可能である．この手術は，歯嚢や下歯槽神経の損傷の危険をともなうだけに，きわめて難度の高い手術である．幸いこの患者に神経損傷や麻痺等は生じなかったが，埋伏歯を取り出す難作業の際に，歯嚢がわずかに損傷を受けたことが原因で骨性癒着に陥った．ただ，それまでの間に矯正歯科治療による移動を終えていたこと，ならびに患者がすでに成長期を過ぎた年齢であったことが不幸中の幸いであった（139ページ図5-8q, r）．

5 小臼歯の埋伏

図5-8 下顎第二小臼歯の移植を行った症例

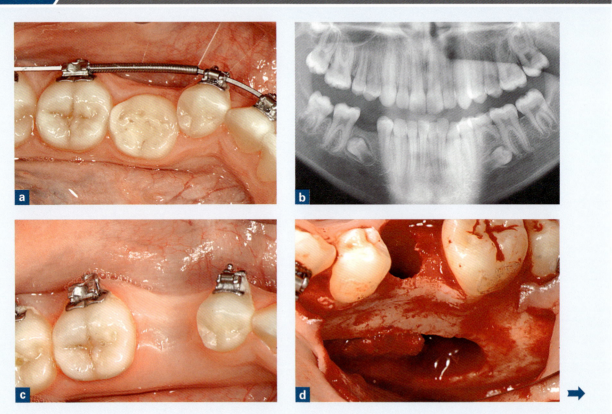

a, b：患者は10歳．下顎第二小臼歯が両側とも非常に問題のある位置に埋伏していた．また第二乳臼歯は左側のみ残存していた．外科的計画としては，右側第二小臼歯は閉鎖誘導法と矯正歯科治療で直立を図り，左側第二小臼歯は移植術を行うこととした．左側第二小臼歯についてはあまりにも位置が不良であるため，通法にしたがった開窓・牽引を行うのはきわめて困難と考えた．

c, d：下顎左側第二乳臼歯を抜去した．2か月後，犬歯から第二大臼歯にわたって頰側へ弁を挙上した．また同じく頰側に骨の開削を行い，歯囊や下顎神経を傷つけることなく第二小臼歯を取り出すのに十分な大きさの穴を設けた．続いて植立部位の歯槽頂部の骨を削除し，移植歯を収める移植床を形成した．

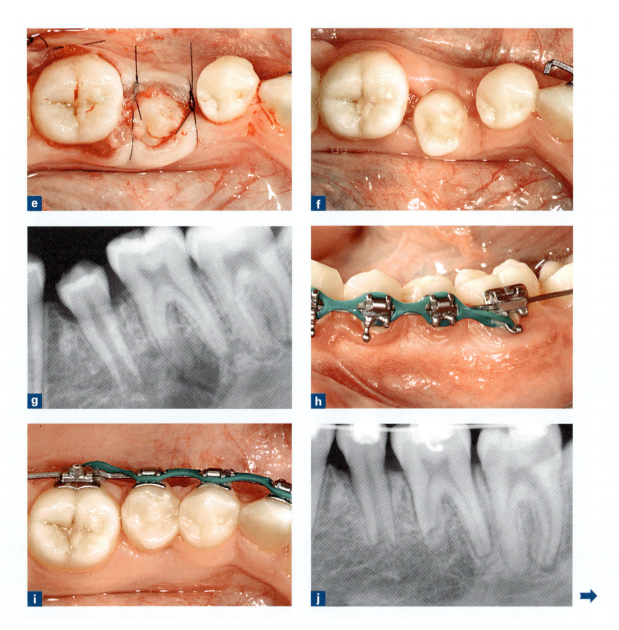

e：形成した移植床に移植歯を歯囊ごと移し入れてから弁を戻し，6-0ナイロン糸で縫合を行った．
f：移植手術から3か月後，矯正歯科治療で移植歯の移動を開始することとした．
g：エックス線写真から，骨の状態や歯の安定性は良好と思われた．
h：7か月間の矯正歯科治療により，移植歯の位置は良好となった．
i，j：矯正歯科治療終了時，移植歯が骨性癒着に陥っていた．しかし幸いなことに，この時点で移植歯は目標とする位置への移動が完了していた．

k, l：下顎右側第二小臼歯は，閉鎖誘導法で開窓を行った．歯槽頂部分の軟組織に切開を加え，両側に弁を挙上した．
m, n：骨を注意深く除去して第二小臼歯を露出させ，チェーンの一端を接着したうえで弁を戻して縫合した．チェーンの他端は歯槽頂の切開部から口腔内に出し，第一小臼歯のブラケットに結紮して固定した．
o：矯正歯科治療で牽引を行い，10か月後には良好な位置へ誘導された．
p：矯正歯科治療後のパノラマエックス線写真．第二小臼歯の位置が両側とも良好であることが確認された．

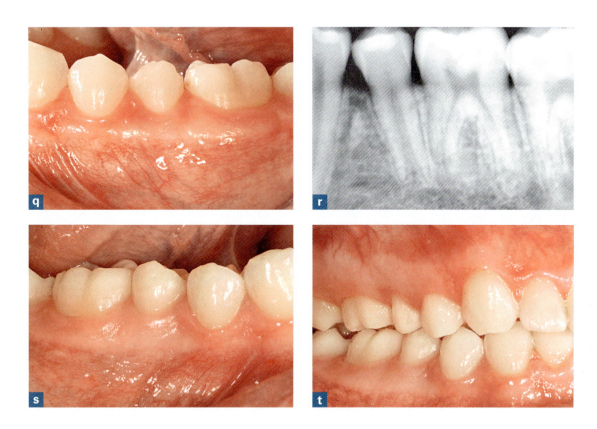

q, r：矯正歯科治療終了後2年．移植を行った下顎左側第二小臼歯は，咬合状態が良好で骨の支持も十分に得られていた．
s, t：下顎右側第二小臼歯の咬合状態も同様に良好であった．

（症例写真はDr. David Weller〔矯正歯科医, Tacoma, Washington〕, Dr. Jim Janakievski〔歯周病専門医, Tacoma, Washington〕のご厚意による）

埋伏した小臼歯の抜歯

　上下顎ともに，第二小臼歯の埋伏において開窓術と矯正歯科治療で適正な位置に誘導できないという例はほとんどない．しかし症例によっては，埋伏した小臼歯を外科的に露出させて矯正歯科治療で移動させる方法が，治療上不合理と考えられる場合もあろう．そのような場合には，埋伏した小臼歯を抜去してその部分の空隙を閉鎖するという選択肢もありうる．

　しかし残念なことに抜歯が片側だけの場合は，抜歯後の空隙を閉鎖することで審美的にも咬合の点でも妥協的な仕上げにならざるを得ない可能性がある．その場合，歯科矯正用アンカースクリューを適所に植立し，固定源として利用することが有効であろう．歯科矯正用アンカースクリューは，第一大臼歯や第二大臼歯を近心へ移動させる際に強力な固定を提供してくれ，これによって歯列の正中ずれを起こしたり，オーバージェットが過大あるいは過小になったりすることなく抜歯後の空隙の閉鎖を行うことが可能となる．なお，歯科矯正用アンカースクリューは，空隙の閉鎖が達成されたら撤去することができる．

参考文献

1. Abu Tair JA, Rahhal A. Tooth autotransplantation in orthodontic patients. J Contemp Dent Pract 2010;11(3): 63-70.

2. Aizenbud D, Levin L, Lin S, Michtei EE. A multidisciplinary approach to the treatment of a horizontally impacted mandibular second premolar: 10-year follow-up. Orthodontics (Chic) 2011;12(1):48-59.

3. Baccetti T, Leonardi M, Giuntini V. Distally displaced premolars: A dental anomaly associated with palatally displaced canines. Am J Orthod Dentofacial Orthop 2010;138(3):318-322.

4. Becker A. An interview with Adrian Becker. World J Orthod 2004;5(3):277-282.

5. Boj JR, Hernandez M, Espasa E, Poirier C, Espanya A. Erbium laser treatment of an impacted first mandibular premolar: a case report. J Clin Pediatr Dent 2008;33(1):9-12.

6. Bokelund M, Andreasen JO, Christensen SS, Kjaer I. Autotransplantation of maxillary second premolars to mandibular recipient sites where the primary second molars were impacted, predisposes for complications. Acta Odontol Scand 2013;71(6):1464-1468.

7. Burch J, Ngan P, Hackman A. Diagnosis and treatment planning for unerupted premolars. Pediatr Dent 1994; 16(2):89-95.

8. Chugh VK, Sharma VP, Tandon P, Singh GP. Treatment of an unusual crossbite with an impacted mandibular second premolar. J Clin Orthod 2008;42(6):341-348.

9. Collett AR. Conservative management of lower second premolar impaction. Aust Dent J 2000;45(4):279-281.

10. Dröschl H, Eskici A, Pilarz GF. Surgical orthodontic therapy of impacted premolars and 2d molars. Zahnarztl Prax 1977;28(4):74-83.

11. Farret MM, Farret MM, Farret AM, Hollweg H. Unusual orthodontic approach to a maxillary canine-premolar transposition and a missing lateral incisor with long-term follow-up. Am J Orthod Dentofacial Orthop 2012;142(5):690-697.

12. Fujita Y, Sorada Y, Maki K. Orthodontic treatment of a unilateral impacted mandibular canine and first premolar: a case report. Eur J Paediatr Dent 2011;12(1):63-66.

13. Halazonetis DJ. Horizontally impacted maxillary premolar and bilateral canine transposition. Am J Orthod Dentofacial Orthop 2009;135(3):380-389.

14. Kobaiashi VT, Mitomi T, Taguchi Y, Noda T. Occlusal guidance for eruption disturbance of mandibular second premolar: a report of three cases. J Clin Pediatr Dent 2003;27(2):101-105.

15. Kokich VG, Mathews DP. Surgical and orthodontic management of impacted teeth. Dent Clin North Am 1993;37(2):181-204.

16. Lang R. A spring for erupting impacted mandibular second bicuspids. J Clin Orthod 1995;29(10):658-659.

17. Lee PP. Impacted premolars. Dent Update 2005;32(3): 152-154, 157.

18. Maclaughlin JA, Fogels HR, Shiere FR. The influence of premature primary molar extraction on bicuspid eruption. J Dent Child 1967;34(5):399-405.

19. McNamara C, McNamara TG. Mandibular premolar impaction: 2 case reports. J Can Dent Assoc 2005; 71(11):859-863.

20. McNamara CM Field D, Leonard T, Shue J. Second premolars: a review and case report of two impaction cases. Singapore Dent J 2000;23(1):33-36.

21. Murray P, Brown NL. The conservative approach to managing unerupted lower premolars — two case reports. Int J Paediatr Dent 2003;13(3):198-203.

22. 大矢信夫, 大矢卓志. 歯根未完成埋伏下顎第二小臼歯の人為的移動 歯根形成のX線写真による追跡. 日矯歯誌 1990;49(4):379-391.

23. Peng CL, Su YY, Lee SY. Unilateral horizontally impacted maxillary canine and first premolar treated with a double archwire technique. Angle Orthod 2006;76(3):502-509.

24. Ricciani JF. Orthodontic rescue of an impacted mandibular second premolar. J Gen Orthod 2000; 11(4):25-28.

25. Ricciani JF. Surgical exposure and orthodontic repositioning of an impacted mandibular premolar. J N J Dent Assoc 1999;70(3):42-45.

26. Rubin DM, Vedrenne D, Portnof JE. Orthodontically guided eruption of mandibular second premolar following enucleation of an inflammatory cyst: case report. J Clin Pediatr Dent 2002;27(1):19-23.

27. Schwartz E. Importance of timing in dealing with impacted teeth. J Clin Orthod 1971;5(9):514-515.

28. Shapira Y, Borell G, Kuftinec MM, Stom D, Nahlieli O. Bringing impacted mandibular second premolars into occlusion. J Am Dent Assoc 1996;127(7):1075-1078.

29. Siervo S, Pampalone A, Siervo P, Cerri E, Bandettini B, Siervo R. Rescue of a "hopeless" second premolar. Oral Surg Oral Med Oral Pathol 1993;76(3):276-278.

30. Takagi S, Koyama S. Guided eruption of an impacted second premolar associated with a dentigerous cyst in the maxillary sinus of a 6-year-old child. J Oral Maxillofac Surg 1998;56(2):237-239.

31. Tanimoto Y, Miyawaki S, Imai M, Takeda R, Takano-Yamamoto T. Orthodontic treatment of a patient with an impacted maxillary second premolar and odontogenic keratocyst in the maxillary sinus. Angle Orthod 2005;75(6):1077-1083.

32. Ulusoy AT, Akkocaoglu M, Akan S, Kocadereli I, Cehreli ZC. Reimplantation of an inverted maxillary premolar: case report of a multidisciplinary treatment approach. J Clin Pediatr Dent 2009;33(4):279-282.

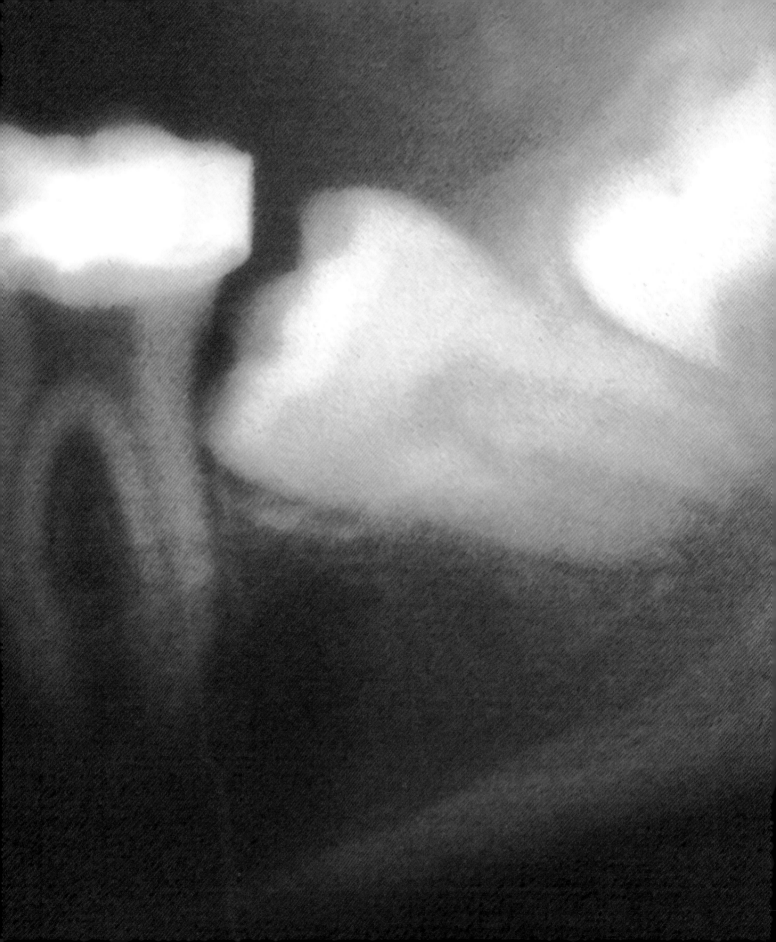

大臼歯の埋伏 6

6 大臼歯の埋伏

図6-1 下顎右側第一大臼歯の埋伏症例

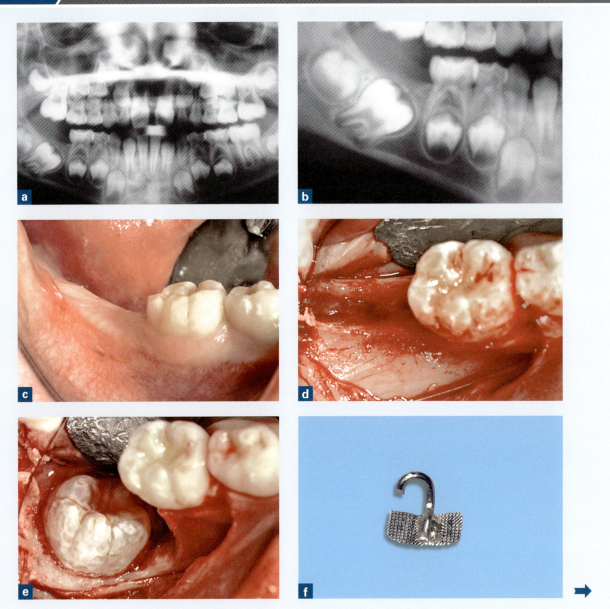

a：患者は7歳の女児．両側の上顎第一大臼歯ならびに下顎左側第一大臼歯は正常に萌出していた．
b, c：下顎右側第一大臼歯は歯槽頂よりかなり低い位置に埋伏しており，歯冠は歯槽骨内からまったく出ていない状態だった．
d：頰舌それぞれに全層弁を挙上した際，第一乳臼歯の近心に縦切開を加え，広範囲の剥離が可能となる形とした．第一大臼歯咬合面直上の歯槽頂には明らかな陥凹がみられたものの，歯は骨に完全に覆われていた．
e：頰舌両側の骨を削除し，埋伏歯の歯冠全体を露出させた．その際，第二乳臼歯と第二小臼歯部分の歯槽骨に損傷を与えないよう留意した．
f：0.030インチステンレススチールワイヤーで作ったフックをワイヤーメッシュにロウ着したアタッチメントを，あらかじめ作製しておいた．

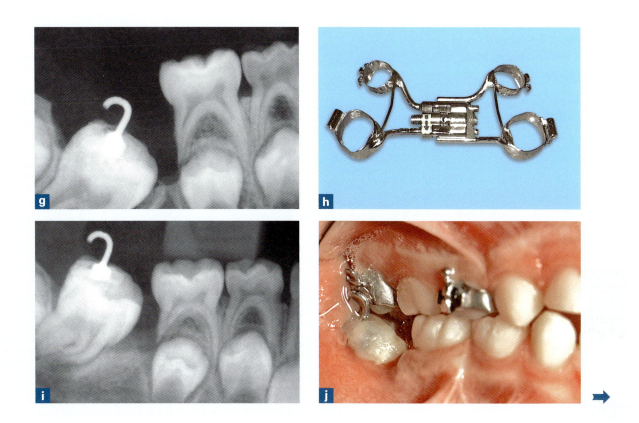

g：fのアタッチメントを，埋伏した下顎右側大臼歯の頬側面の咬合面寄りに接着した．
h：埋伏した大臼歯に萌出方向の力を加える上での固定源を強化する目的で，セメントで上顎第一乳臼歯と第一大臼歯に急速拡大装置を装着した．
i, j：上顎右側第一大臼歯から下顎右側第一大臼歯のフックにかかるエラスティックにより，2か月後には埋伏した大臼歯を誘導することができた．

下顎第一大臼歯

　下顎第一大臼歯の埋伏はきわめて稀である．埋伏に陥った症例（図6-1）をみてみると，その多くの場合で完全に歯が歯槽骨に覆われている（図6-1b）．そのため，開窓術は非常に難しいものとなる．開窓の際に骨を開削するにあたっては隣在歯に損傷を与えないよう，口腔外科医には細心の注意が求められる．

　歯槽骨に囲まれた埋伏歯を引き出すには，埋伏歯の歯冠の最大豊隆部まで骨を除去する必要があるため，往々にして非常に難度の高い作業となる（図6-1e）．埋伏した下顎第一大臼歯の開窓における失敗の多くは，この作業の問題から生じる．歯冠が露出するのに十分な量の骨を除去し，かつ隣在歯に傷害を及ぼすことのないよう配慮が求められる．

6 大臼歯の埋伏

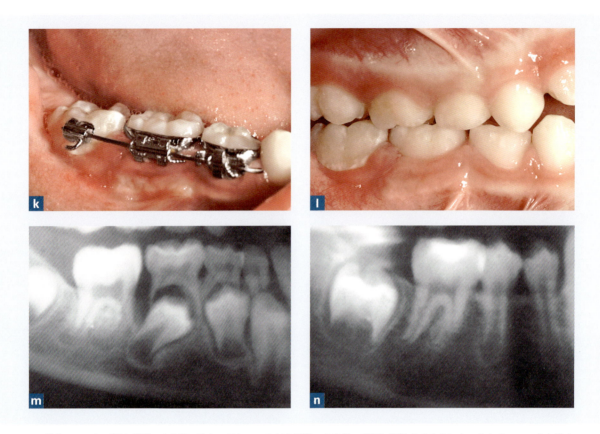

k：埋伏していた下顎右側第一大臼歯に取りつけたフックが上顎第一大臼歯の歯冠に接触するようになったため，フックを撤去して下顎右側第一乳臼歯から第一大臼歯までの3本の臼歯にブラケットやチューブを装着した．さらにセクショナルアーチを装着し，埋伏歯の挺出と直立を完了させた．
l：矯正装置撤去時の口腔内写真．下顎右側第一大臼歯は，隣在歯や対合歯に対して適切な垂直的位置関係が獲得されていた．
m：矯正装置撤去時のエックス線写真．急速に埋伏歯を誘導したことで，発育途中の下顎右側第二小臼歯の向きに変化が生じたことがわかった．急速な移動の後も，依然として下顎右側第一大臼歯の根尖孔が広く開いていることに注目されたい．
n：矯正装置撤去後2年のパノラマエックス線写真．小臼歯は問題なく萌出しており，下顎右側第一大臼歯も小臼歯と歩調を合わせる形で継続的に萌出していることが確認できた．

　通常，埋伏している下顎第一大臼歯の位置は歯槽骨の頬舌的中央にあるが，エックス線写真を適切に撮影し，埋伏歯の位置ならびに歯根の形態と発育状況の確認を行う必要がある．中には下顎第一大臼歯の根尖が下顎下縁に近接している例もみられる．下顎第一大臼歯が根尖まで完成しており，かつ歯根に著明な湾曲や大きな開大が見られると，誘導不可能という事態も考えられる．その場合，歯を脱臼させたうえで適正な位置あるいはそれより少し低位の位置にまで持ち上げるという手段を考慮する必要があろう（152ページ図6-4）．このとき歯の位置づけが少し低位でも，ブラケットを装着して少しずつあるべき位置へと移動させることが可能である．

開窓術の実施が可能な状況であれば閉鎖誘導法を用いるが，根尖付近までアプローチするという必要上，より広範囲にわたる弁を形成し反転・挙上する必要がある．このとき視認性を向上させるには，縦切開が有効である．また十分な量の歯槽骨を除去し，なおかつ隣在歯に傷害が及んでいない状況を作ることが絶対条件である．さらに下歯槽神経に損傷を与えないための配慮も併せて重要である．

開窓を行う場合は，歯冠を被覆している組織をすべて除去したうえで，その咬合面にはカスタムメイドで適切に作製されたアタッチメントを接着する（144ページ図6-1f, g）．咬合時にフックが干渉しないよう，また矯正歯科医がエラスティックをかけやすいよう，アタッチメントは正しい位置に接着する必要がある（図6-1i, j）．そのうえで弁を元の位置に戻すが，フックは矯正歯科医がアクセスポイントとして使用できるように歯槽頂の切開部から出る形とする．なお弁は吸収性の縫合糸で縫合する．歯の移動は1週間以内に開始することが可能である．

アーチワイヤーから，もしくはリンガルアーチその他の補助装置から遠心方向に延長された点からバリスタスプリングあるいはエラスティックを作用させる形にすれば，埋伏した下顎第一大臼歯に対し縦方向に顎内力を作用させることができる．顎内力を加えるのに十分なスペースが確保できないような場合は，上顎拡大装置（図6-1h）や上顎に装着したTAD等の装置にエラスティックをかける方法も可能である．埋伏歯を誘導する方向によっては，下顎のリンガルアーチ，上顎のトランスパラタルアーチ（154ページ図6-5e）といった補助装置を用いて，固定源を水平的・垂直的に加強する方法についても考慮の余地がある．

開窓術を企図するにあたっては，この種の埋伏歯がおかれた状況について事前に矯正歯科医と口腔外科医が詳細に意見交換を行うことが重要である．開窓術を行ったあと矯正歯科治療で埋伏歯を誘導することが可能となれば，その症例に用いる専用のアタッチメントを術前にカスタムメイドで作製するとともに，そのアタッチメントの接着位置についても意思統一を図っておく必要がある．このような難症例では，矯正歯科医と口腔外科医のコミュニケーションこそが成功の鍵である．

もし，開窓を行って埋伏歯の移動を図ると相当のリスクを背負ってしまうという結論に至れば，残る選択肢は抜歯のみということになろう．もしも埋伏歯を脱臼させて持ち上げることが可能という話になれば，外科手術によって移動させる位置や移動後の位置におけるブラケット装着方法や歯の固定方法などについて，矯正歯科医と口腔外科医との話し合いが必要となる．

下顎第二大臼歯

埋伏した下顎第二大臼歯は，通常は歯槽骨の頰舌的中央にある．下顎第二大臼歯が近心に傾斜して第一大臼歯に引っかかっているなら（次ページ図6-2），開窓術が必要である．術後は開放創の状態にしておき，矯正歯科医が埋伏歯を誘導するために適切なメカニクスを行使できるようにしておく（図6-2d, e）．下顎第一大臼歯の誘導の際に行った閉鎖誘導法（図6-1）は，下顎第二大臼歯では用いることができないため，閉鎖誘導法を改変した次のような弁の設計を用いる必要がある．

6　大臼歯の埋伏

図6-2　下顎第二大臼歯の埋伏症例

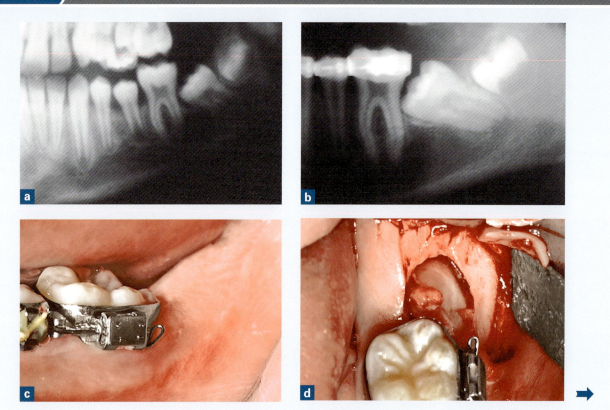

a：患者は思春期の男性．もともとは11歳時に矯正歯科治療のために紹介されてきたものである．
b：矯正歯科治療開始後1年．下顎左側第二大臼歯が未萌出である原因を把握するためにエックス線写真を撮ったところ，当該歯は歯根形成の途上で近心傾斜をきたし，萌出不能の状態に陥っていることが明らかとなった．
c：同時期の口腔内写真．当該歯の歯冠はまだ口腔内に萌出していなかった．
d：歯槽堤中央部に切開を加え，全層弁を挙上し確認したところ，当該歯は頬側面・舌側面ともに歯槽骨に完全に被覆された状態だった．

　埋伏している下顎第二大臼歯の頬側面を十分に露出させる際，歯肉切除術を用いるのは適切ではない．この部位は口腔前庭が浅いことが多く，歯肉の面積は非常に小さい．当該歯へのアクセスを確保する最良の方策は，ごく普通の舌側の弁である．頬側のほうは弁を根尖側にずらして固定する必要があるため，縦切開を加えることが不可欠である（図6-2e）．
　こうした弁の設計によって，口腔外科医が適切な骨削除を行うためのアクセスが確保される．また，歯冠にアタッチメントを接着したり歯に適切な力を作用させるためには歯冠を十分に露出させた状態に保つ必要があるが，そのために必要な頬側・舌側の弁の根尖側への位置づけが容易になることにもつながる．
　その後，組織が増生して歯が覆われてしまわないよう，埋伏歯の頬側面に包帯材を置く．術後2週間経てば，歯にアタッチメントを取りつけて移動を開始することが可能になる．
　埋伏した下顎大臼歯に対する矯正歯科治療は，

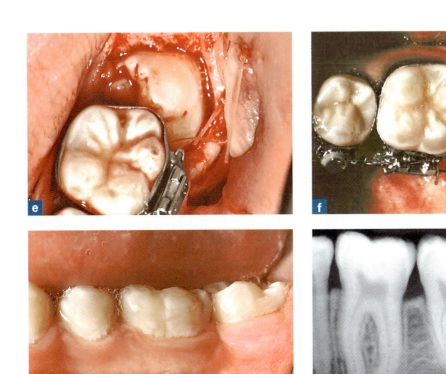

e：被覆している骨を除去し，歯冠の頬側面を完全に露出させたうえで，この状態を維持するために頬側の全層弁を根尖側にずらす形で戻した．こうすることで当該歯へのアクセスが確保され，矯正歯科治療で行う歯の直立作業が容易になる．矯正歯科治療ではまず，当該歯の頬側面にブラケットを装着し，柔軟性の高いワイヤーで第二大臼歯の直立を開始した．
f：最終的に，第二大臼歯にバンドを装着して直立作業を完了させた．
g：矯正装置撤去時の口腔内写真．第二大臼歯の頬側歯肉がこの歯本来の幅で存在していることが確認された．
h：矯正歯科治療終了時のデンタルエックス線写真．第一大臼歯遠心と第二大臼歯近心の歯槽骨の支持が，矯正歯科治療による直立作業で顕著に改善したことが確認できる．第二大臼歯の直立が完了したことを受け，第三大臼歯は抜去されることとなった．

　固定源の問題から，また垂直方向の力を作用させるために必要な空間確保の問題から，大きな困難をともなう．埋伏した下顎大臼歯の処置に関する最良の選択肢とは，ほぼ例外なく歯冠を十分に露出させることであり，そうすることで初めてブラケットやチューブを頬側面に接着することが可能になる（図6-2）．とりわけ歯冠の頬側面を直接視認することができること，ならびに矯正力のベクトルを容易に変更することができることが，利点として大きな意味あいをもつ．

　歯冠の一部しか露出させることができない場合，あるいは頬側面以外の歯面しか露出させることができない場合などは，歯冠のどの面であっても，ともかく可能な面にアタッチメント（144ページ図6-1f, g）を接着すべきである．アタッチメントの位置は定期的に変更し，適切な歯の移

6　大臼歯の埋伏

図6-3　埋伏した下顎第二大臼歯に対して開窓と誘導を行った症例

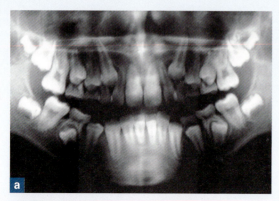
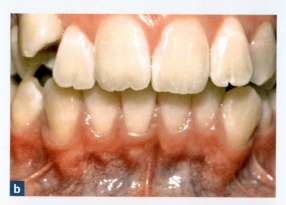
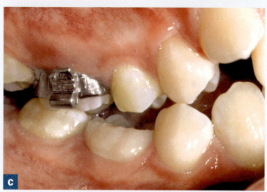
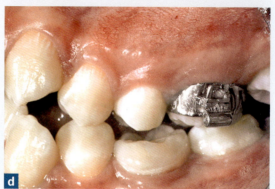

a：思春期の患者である．AngleⅡ級不正咬合の改善のために紹介されてきたものである．パノラマエックス線写真で両側の下顎第二小臼歯の歯胚の位置異常がみられた．下顎第三大臼歯は先天欠如であった．
b〜d：口腔内写真に示すように，オーバーバイトやオーバージェットは標準的で，大臼歯関係はⅡ級であった．治療計画として，アーチレングスディスクレパンシーを解消するための空隙を確保する目的で，位置異常のみられた両側の下顎第二小臼歯を抜去することとした．これにより下顎臼歯部には空間的な余裕ができたにもかかわらず，下顎第二大臼歯は萌出障害をきたした．そこで下顎第二大臼歯に対し開窓術を行った．頰側ならびに舌側に弁を挙上し，歯冠の咬合面を被覆している骨を除去するとともに，頰側面・舌側面に関しても最大豊隆部まで歯冠を露出させるべく歯槽骨の除去を行った．弁は根尖側にずらして吸収性縫合糸で縫合し，包帯材を置いた．

動の達成に努める．

　埋伏した大臼歯の移動距離が大きい場合，保定には特別な工夫が必要である（図6-3）．空隙の再発を防止するため，頰側面にツイストワイヤーを接着して隣在歯と連結させることが少なからずある（図6-3h〜j）．埋伏歯誘導後の頰舌的・垂直的な後戻りを防止するため可撤式装置も併用される．

　埋伏した下顎第二大臼歯に対しては，外科的に移動させる手段もありうる．たとえば，下顎第二大臼歯が近心傾斜で低い位置に埋伏している場合である（152ページ図6-4）．その場合の治療法は下顎第一大臼歯に適用される方法と同じである．口腔外科医と矯正歯科医の連携は絶対条件であり，埋伏歯の位置や手術の際の歯の固定法，使用アタッチメント選択等について十分に話し合う必要がある．

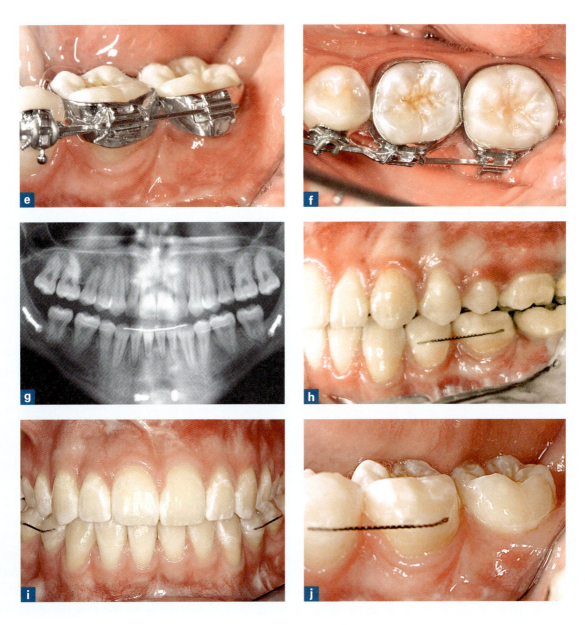

e, f：開窓術後1か月．両側の下顎第二大臼歯にバンドを装着し，配列を整えた．
g：矯正歯科治療後のエックス線写真．下顎に骨片固定用のプレートと舌側に固定式のワイヤーリテーナーが使用されている．
h, i：矯正歯科治療後の口腔内写真．オーバーバイトとオーバージェットは標準的で，犬歯関係はⅠ級，大臼歯関係はⅢ級を呈していた．
j：下顎第一小臼歯と第一大臼歯の頰側面には，抜歯空隙が再び開くのを防止する目的でツイストワイヤーを接着した．

図6-4 埋伏した下顎左側第二大臼歯を外科的手法で直立させた症例

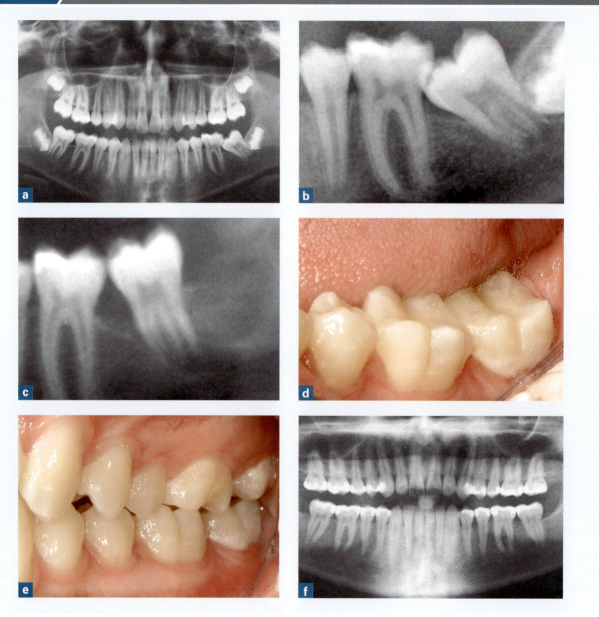

a：患者は12歳の男児．下顎左側第二大臼歯以外の永久歯はすでに萌出していた．
b：下顎左側第二大臼歯は近心に傾斜し，第一大臼歯遠心面の最大豊隆部より下方に埋伏していた．
c：Angle I 級不正咬合であるものの特に矯正歯科治療を要しない程度であったため，歯冠にブラケットやバンドを装着する矯正歯科治療で第二大臼歯を直立させるのではなく，外科的に第二大臼歯を直立させると同時に第三大臼歯を抜去することとした．
d：外科手術後1年の口腔内写真．第二大臼歯は，隣接する第一大臼歯との適切な相対的位置関係を維持していた．
e，f：外科手術後5年の口腔内写真とパノラマエックス線写真．第二大臼歯の位置は良好で，歯槽骨の支持についても問題はみられなかった．

（矯正歯科治療の症例写真はDr. Doug Knight〔Tacoma, Washington〕のご厚意による）

図6-5　上顎左側第一・第二大臼歯の埋伏症例

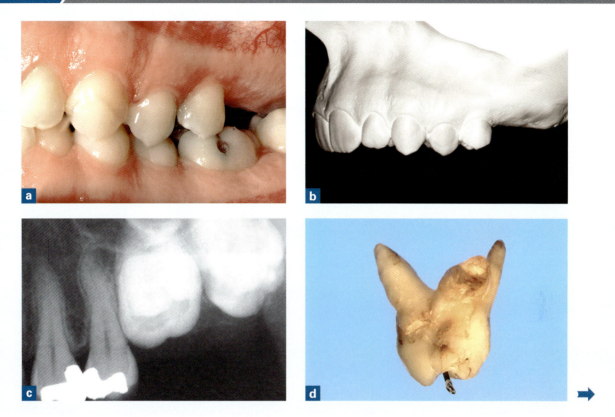

a〜c：患者は成人女性．上顎左側第一・第二大臼歯が歯槽骨内に埋伏しており，その結果として，下顎第一・第二大臼歯には挺出がみられた．まず矯正歯科治療で下顎歯列のレベリングを行い，その後上顎第一・第二大臼歯の開窓を行ってから第二大臼歯にアタッチメントを接着して誘導する治療計画を立てた．
しかし，口腔外科医による脱臼を経てもなお，第二大臼歯は移動させることができなかった．
d：そこで第二大臼歯は抜去した．抜去歯の歯根が大きく開大していることに注目されたい．この歯根の開大が，萌出の遅延ないし阻害要因になった可能性があると考えられた．

上顎大臼歯

　上顎大臼歯にも埋伏が起こりうることに注意が必要である．図6-5は，上顎第一・第二大臼歯に埋伏のみられた成人の症例である．

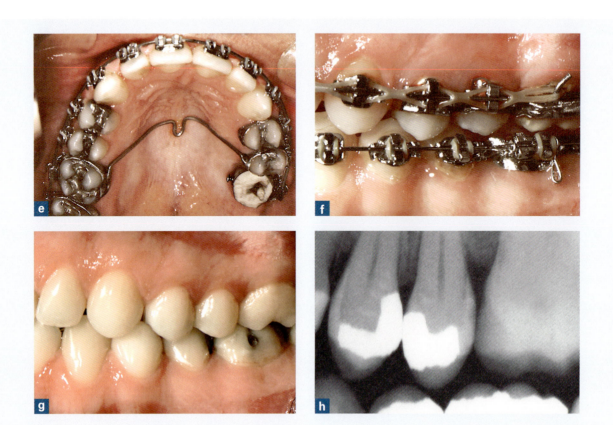

e：その後，口腔外科医の手で第一大臼歯の脱臼を行い，この歯にバンドを装着した．上顎右側第一大臼歯と上顎左側第二小臼歯はトランスパラタルアーチで連結し，左側第一大臼歯を誘導するうえでの固定源とした．

f：第一大臼歯の咬合線上への誘導には，柔軟性の高いワイヤーを使用した．

g，h：矯正歯科治療後4年の口腔内写真とエックス線写真．第一大臼歯の誘導は良好に達成されており，第二小臼歯との間の骨レベルも正常な状態であった．

参考文献

1. Barberia-Leache E, Suarez-Clúa MC, Saavedra-Ontiveros D. Ectopic eruption of the maxillary first permanent molar: characteristics and occurrence in growing children. Angle Orthod 2005;75(4):610-615.

2. Bokelund M, Andreasen JO, Christensen SS, Kjaer I. Autotransplantation of maxillary second premolars to mandibular recipient sites where the primary second molars were impacted, predisposes for complications. Acta Odontol Scand 2013;71(6):1464-1468.

3. Cassetta M, Altieri F, Di Mambro A, Galluccio G, Barbato E. Impaction of permanent mandibular second molar: a retrospective study. Med Oral Patol Oral Cir Bucal 2013;18(4):e564-568.

4. de Massiac G. Orthodontic repositioning technic of impacted lower 2nd molars. Rev Stomatol Chir Maxillofac 1994;95(1):38-43.

5. Farronato G, Giannini L, Galbiati G, Consonni D, Maspero C. Spontaneous eruption of impacted second molars. Prog Orthod 2011;12(2):119-125.

6. Ferro F, Funiciello G, Perillo L, Chiodini P. Mandibular lip bumper treatment and second molar eruption disturbances. Am J Orthod Dentofacial Orthop 2011;139(5):622-627.

7. Fu PS, Wang JC, Chen CH, Huang TK, Tseng CH, Hung CC. Management of unilaterally deep impacted first, second, and third mandibular molars. Angle Orthod 2012;82(3):565-571.

8. Fu PS, Wang JC, Wu YM, Huang TK, Chen WC, Tseng YC, Tseng CH, Hung CC. Impacted mandibular second molars. Angle Orthod 2012;82(4):670-675.

9. Fujita T, Shirakura M, Hayashi H, Tsuka Y, Fujii E, Tanne K. Uprighting of severely impacted mandibular second molars: a case report. Aust Orthod J 2012;28(2):258-264.

10. Hegde S, Munshi AK. Management of an impacted, dilacerated mandibular left permanent first molar: a case report. Quintessence Int 2001;32(3):235-237.

11. Hennessy J, Al-Awadhi EA, Dwyer LO, Leith R. Treatment of ectopic first permanent molar teeth. Dent Update 2012;39(9):656-658, 660-661.

12. Jerrold TL. Bilateral impactions of mandibular first, second, and third molars. Am J Orthod 1966;52(3):190-201.

13. Kennedy DB. Management of an ectopically erupting permanent mandibular molar: a case report. Pediatr Dent 2008;30(1):63-65.

14. Kokich VG, Mathews DP. Surgical and orthodontic management of impacted teeth. Dent Clin North Am 1993;37(2):181-204.

15. Lau CK, Whang CZ, Bister D. Orthodontic uprighting of severely impacted mandibular second molars. Am J Orthod Dentofacial Orthop 2013;143(1):116-124.

16. Majourau A, Norton LA. Uprighting impacted second molars with segmented springs. Am J Orthod Dentofacial Orthop 1995;107(3):235-238.

17. Park JH, Tai K, Iida S. Unilateral delayed eruption of a mandibular permanent canine and the maxillary first and second molars, and agenesis of the maxillary third molar. Am J Orthod Dentofacial Orthop 2013;143(1):134-139.

18. Proff P, Bayerlein T, Fanghänel J, Allegrini S Jr, Gedrange T. Morphological and clinical considerations of first and second permanent molar eruption disorders. Ann Anat 2006;188(4):353-361.

19. Reddy SK, Uloopi KS, Vinay C, Subba Reddy VV. Orthodontic uprighting of impacted mandibular permanent second molar: a case report. J Indian Soc Pedod Prev Dent 2008;26(1):29-31.

20. Resch D. Clinical management of unilaterally impacted mandibular first and second molars. J Clin Orthod 2003;37(3):162-164.

21. Rizzatto SM, de Menezes LM, do Rego MV, Thiesen G, de Araujo VP, Freitas MP. Maxillary first permanent molar impaction. A conservative treatment approach. J Clin Pediatr Dent 2005;30(2):169-173.

22. Seehra J, Winchester L, DiBiase AT, Cobourne MT. Orthodontic management of ectopic maxillary first permanent molars: a case report. Aust Orthod J 2011;27(1):57-62.

23. Shapira Y, Finkelstein T, Shpack N, Lai YH, Kuftinec MM, Vardimon A. Mandibular second molar impaction. Part I: Genetic traits and characteristics. Am J Orthod Dentofacial Orthop 2011;140(1):32-37.

24. Smith CP, Al-Awadhi EA, Garvey MT. An atypical presentation of mechanical failure of eruption of a mandibular permanent molar: diagnosis and treatment case report. Eur Arch Paediatr Dent 2012;13(3):152-156.

25. Vedtofte H, Andreasen JO, Kjaer I. Arrested eruption of the permanent lower second molar. Eur J Orthod 1999;21(1):31-40.

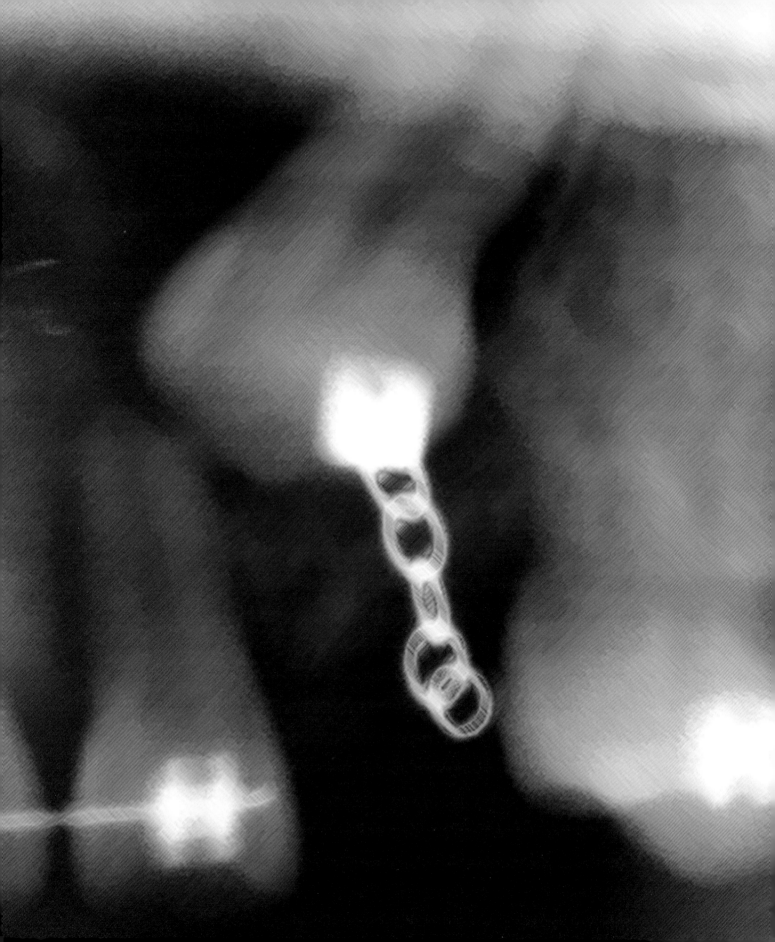

合併症と後遺症 7

　思春期や成人期における埋伏歯の治療には，多種多様な問題がともなう可能性がある．それらの問題の大多数は，診断ミス，外科手術のミス，矯正歯科治療のメカニクスの誤りに起因するものである．そうした諸問題については，これまでの各章で述べてきた．

　いかなる種類の問題にせよ，埋伏歯の治療ではそれが重大な後遺症につながる可能性をはらんでいる．いくつかの要因が重なると，歯槽骨の欠損（次ページ図7-1〜160ページ図7-3），歯の喪失（161ページ図7-4〜163ページ図7-6），回復不能な審美的障害（164ページ図7-7）等につながる可能性がある．

　本章は，臨床家がそのような陥穽に陥らないことを願って設けたものである．埋伏歯の誘導ミスが，矯正歯科における主要な訴訟事由の1つであることは周知の通りである．しかし，それらの陥穽はいずれも診断，外科手術，矯正歯科治療を適切に行うことで回避可能である．

　本章において，筆者らの40年に及ぶ埋伏歯治療から得られた重要な情報を，「教訓」として読者と共有できれば幸いである．

7 合併症と後遺症

図7-1 矯正歯科治療のメカニクスの誤りにより骨欠損をきたした症例

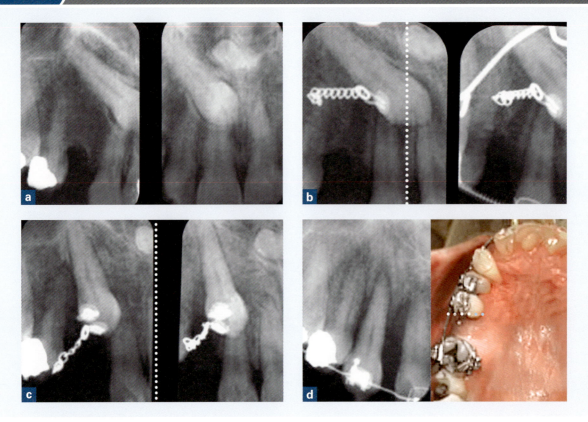

患者は49歳の女性．あるアメリカの大学の歯学部矯正歯科で治療を受けていた患者で，相談のために筆者らを紹介され受診した．
a：上顎右側犬歯が口蓋側に埋伏していた．
b，**c**：これに対して開窓術を行い，チェーン付きボタンを犬歯の舌側面に接着したうえで弁を閉じた．その弁の下で埋伏歯を遠心方向に牽引した．
d：治療を担当した矯正歯科のレジデントによると，**a～d**までの期間は3年半とのことである．
上顎右側側切歯の遠心側，ならびに上顎右側犬歯の近遠心側と口蓋側に広範な骨欠損が生じたことが相談内容だった．

> **教訓** 歯の自律的な萌出を促したり，矯正歯科治療に際して適切な方向に牽引してさえいれば，これほど重篤な側切歯，犬歯，小臼歯の骨欠損は避けられた可能性がある．

図7-2　外科手術と矯正歯科治療のミスが重篤な骨欠損につながった症例

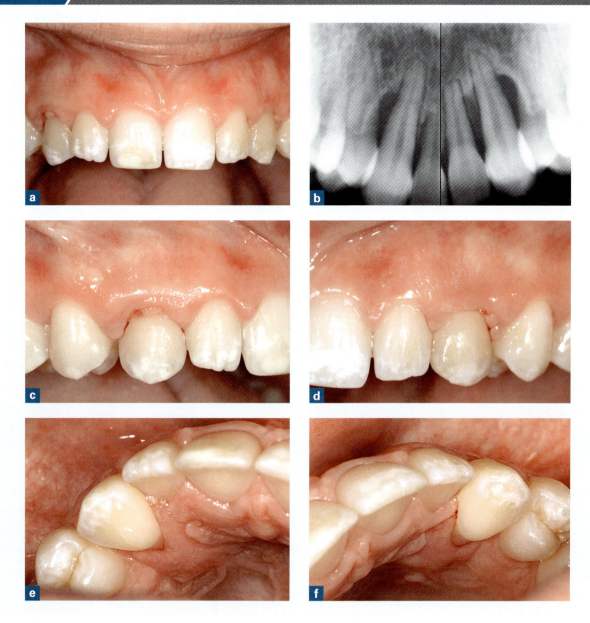

患者は思春期の女性．矯正歯科治療を終えた後に筆者らに紹介されてきた．
両側の上顎犬歯・側切歯の予後判定と，これに対する治療法の有無についてのアドバイスを求めてきたものである．
a〜f：犬歯はもともと口蓋側に埋伏していたもので，それぞれ少なくとも2度の外科的開窓術が行われている．
開窓術はいずれも，歯冠に牽引用のチェーンを取りつけ，本来の萌出部位に向けて即時牽引する手法で行われている．
側切歯・犬歯部の歯周ポケットの深さは5〜9mmに達しており，高度の動揺もともなっていた．

教訓　適切な外科手術を行い，自律的な萌出を促してさえいれば，これほど重篤な骨欠損は避けられたはずである．

7　合併症と後遺症

図7-3　外科手術での配慮不足により，広範な骨欠損と犬歯の歯髄失活をきたした症例

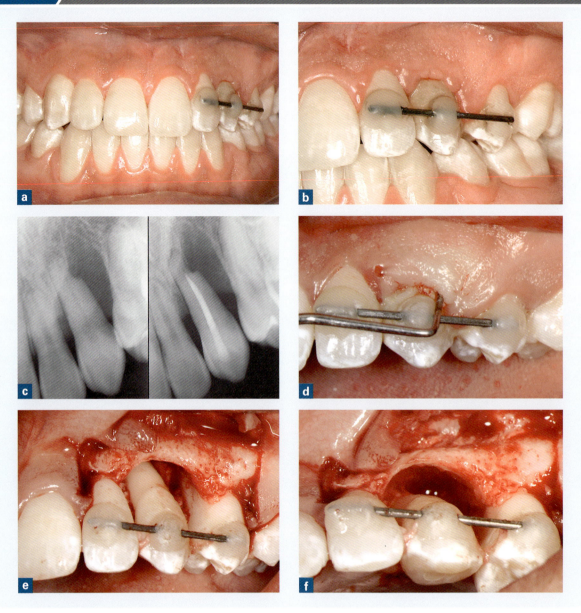

患者は思春期の男性．上顎左側側切歯と犬歯の予後に関するアドバイスを求めて，矯正歯科治療終了後に筆者らに紹介されてきたものである．もともと犬歯は口蓋側に埋伏しており，開窓術が3度行われている．

a, b：矯正歯科治療後，犬歯の動揺が非常に大きかったため，固定用に隣在歯とつなぐ形でスプリントワイヤーが接着された．
c：エックス線写真にて犬歯周囲の広範な骨欠損が観察された．犬歯は歯髄失活をきたしていたため，根管治療が行われた．
d：根管治療終了後6か月．なおも唇側，遠心側の歯周ポケットの深さが10mmあった．
e, f：この部位を外科的に剥離してみると，犬歯の歯根の周囲にすり鉢状の骨欠損が明らかとなった．

> **教訓**　開窓術による埋伏犬歯の歯冠の露出を最小限に抑えるとともに自律的な萌出を促すか，矯正歯科治療のメカニクスをより適切なものにしていたら，これほど重篤な小臼歯・犬歯部の骨欠損は避けられた可能性がある．

図7-4　口蓋側に埋伏した犬歯の結紮により歯の喪失に至った症例

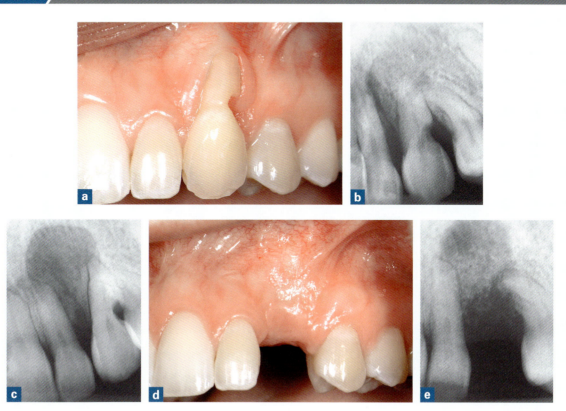

a：患者は思春期の女性．上顎左側犬歯の歯根の露出に対する歯肉移植術を目的に歯周病専門医に紹介された．病歴をとったところ，かつてこの歯は口蓋側に埋伏しており，開窓術を経て結紮・牽引を行い，歯列内に誘導されていたことが明らかとなった．しかし矯正装置撤去後に歯肉退縮を起こし，ついにはそれが根尖のレベルにまで及んだ．
b, c：エックス線写真では犬歯の歯根の遠心側に炎症性の吸収が生じており，歯髄反応を認めなかった．また，歯周組織ならびに歯根実質に広範なエックス線透過像がみられた．
d, e：かつて埋伏していたこの上顎左側犬歯は，結局保存不可能と判断され抜歯となった．

教訓 埋伏歯に結紮を行ってはならない．また開窓にあたっては骨の除去を慎重に行うべきである．

図7-5 上顎右側犬歯に結紮を行ったことで歯の喪失にまで至った症例

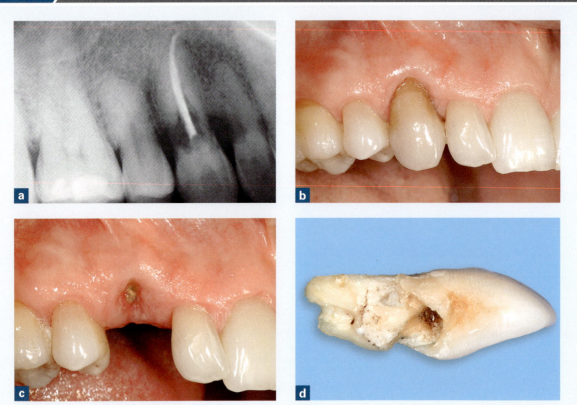

患者は40歳の男性．子どもの時期に矯正歯科治療を受けていた．上顎右側犬歯はかつて口蓋側に埋伏していた．開窓術を行い，歯を囲繞する形で結紮が行われた．矯正歯科治療終了後，歯頸部の歯質の吸収が現れたうえに歯髄活性がみられなかったため，根管治療が必要となった．

a, b：25年後．側切歯と犬歯の歯質の吸収がより顕著となった．
c：すでに治療は手遅れの状況で，1年後に犬歯は破折をきたし，その歯根が歯槽内に残存した．
d：続いて側切歯も，歯頸部の歯質が吸収していたため抜歯に至った．

教訓 結紮線の取りつけられた犬歯が，側切歯に食い込む形で牽引されたために歯質の吸収を招き，結果的に側切歯と犬歯の両歯とも喪失に至った．矯正歯科治療のメカニクスに問題がなかったら，側切歯の喪失は避けられた可能性がある．

図7-6　上顎右側犬歯の埋伏の診断が遅れたことにより重篤な歯根吸収に至った症例

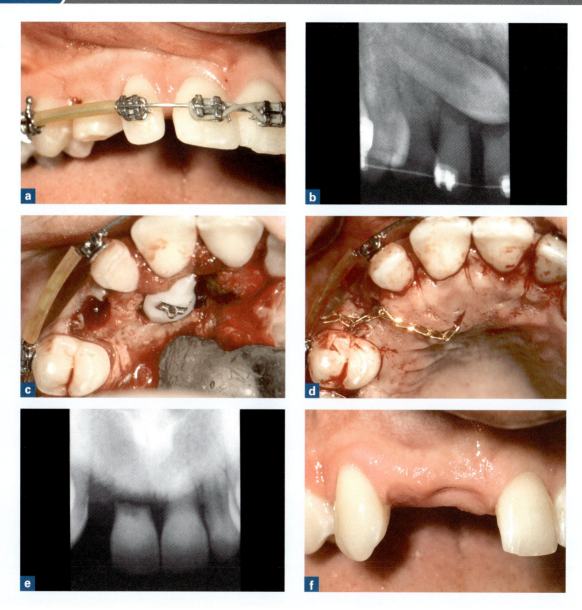

患者は，上顎右側中切歯・側切歯のインプラント治療のために歯周病専門医へ紹介されてきた．

a，b：口腔内写真とエックス線写真にみられるように，以前，上顎右側犬歯は口蓋側に埋伏しており，上顎右側中切歯と側切歯の歯根吸収を引き起こしていた．

c，d：これに対して開窓術が行われ，チェーンを接着したうえで弁は閉じられた．

e，f：その後，犬歯が側方・咬合面方向に牽引されたことで中切歯と側切歯のさらなる歯根吸収を招き，結局，矯正歯科治療後に両歯は喪失する結果となった．

> **教訓**　早期診断されていれば，これほど重大な歯根吸収に至らなかった可能性がある．犬歯の傾きの異常が発見され，隣在歯の歯根を吸収し始めたことがわかった時点で開窓術を行い，吸収し始めた歯根から遠ざける方向への移動を行うべきである．

図7-7 自家歯牙移植のミスが歯の喪失と広範な骨欠損につながった症例

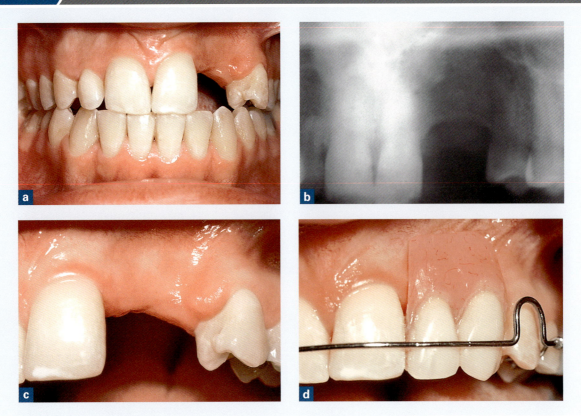

a〜d：上顎左側側切歯と犬歯のインプラント治療のために歯周病専門医へ紹介されてきた患者．
犬歯がかつて口蓋側に埋伏していたことがわかっており，それに対し口腔外科医が犬歯を通常の位置（歯槽頂のある位置）へ移す自家歯牙移植を行った．しかし治療は奏効せず，側切歯と犬歯を喪失するとともに唇側と上方への広範な骨欠損を残す結果となった．

> **教訓** 口蓋側に埋伏した犬歯は，開窓・牽引を適切に行いさえすれば治療の成功率はきわめて高い．また口蓋側に埋伏した犬歯の通常位置への移植は，きわめて危険が大きい．

埋伏歯治療の実際から得られたさまざまな教訓

診断について

　早期に埋伏の可能性について診断がなされ，予防処置が講じられることで，歯が埋伏に陥ることが避けられる場合がある．その意味で，紹介元に対し継続的に埋伏の予防を啓発することは，埋伏に対する早期診断の可能性を高めることにつながる．埋伏歯の位置について正確に診断することは，必ずしも矯正歯科医だけに任された仕事ではない．埋伏歯の診断は，適切に撮影されたエックス線写真やその他の診断材料（たとえば触診や隣在歯の位置に関する情報等）を介して，口腔外科医との連携のもとに行われる必要がある．

　また開窓術に際して，口腔外科医が唇舌的に逆側からアプローチするようなことがあれば，隣在歯の喪失という最悪の結果が起こりうる．埋伏歯の治療に際しては，十分な知識を有するスペシャリストたちで1つのチームを組み，事に当たることを勧めたい．

開窓術の時期について

　埋伏歯に対して早期に開窓術を施すことは，多くの場合，自律的な萌出の促進につながる．それは，ひいてはその症例の矯正歯科治療に要する期間を劇的に短縮することにつながる．矯正装置の装着に先立ち，まず早期に開窓術を行うことで埋伏歯の移動が促され，治療成績の向上や治療期間の短縮が得られるということは，これまでの各章で述べてきたところである．

　しかし中には，それよりももっと早い時期の開窓が必要になる例もある．埋伏歯が萌出運動を始め，隣在歯の歯根が吸収を始めた場合などがそれである．このような状況が早期に診断され治療が早期に行われなければ，歯根吸収が進むことで，隣在歯の喪失にもつながりかねない（163ページ図7-6）．

　もちろん早期に開窓術を行うことができないとか，開窓術の際に同時に矯正装置を装着せざるをえないといった，複雑な問題を有する埋伏例も中には存在する．

矯正歯科治療のメカニクスについて

　歯の移動の生理を理解することは必須である．歯槽骨の添加や吸収をつかさどるのは，歯根膜である．これまでも述べてきたように，あまりに早期に矯正力を加え，歯冠（エナメル質）を骨に食い込ませるような牽引を行ってしまうと，周囲の骨や隣在歯の歯根にダメージを与えてしまう（158ページ図7-1）．この問題は，自律的な萌出を誘導すること，あるいはより適切なメカニクスを用いることで回避することが可能である．

適切な開窓術の実施について

　筆者らのチームは，39年にわたって共に治療を行ってきたが，この間，外科的アプローチは明らかな改善を認めた．今や外科手術の侵襲は以前よりずっと軽度なものになっている．可能であれば，歯の自律的な萌出を促せるよう早めに開窓術を行う．

　もちろん中には歯の再植に訴えざるをえないような難症例もある．それでも，外科手術の計画や手技次第で侵襲は最小限に抑えることができる．その結果，術後の矯正歯科治療が行いやすくなり，矯正歯科治療後の安定性も向上し（次ページ図7-8，168ページ図7-9），ひいては歯周組織の健全性や審美性といった点でも好結果が得られることになる（170ページ図7-10）．

　埋伏歯の治療過程で合併症が生じた例を，171ページ図7-11～174ページ図7-13に示す．

図7-8 上顎左側犬歯の埋伏に対しAPFを用いたことで，後戻りと歯肉退縮をきたした症例

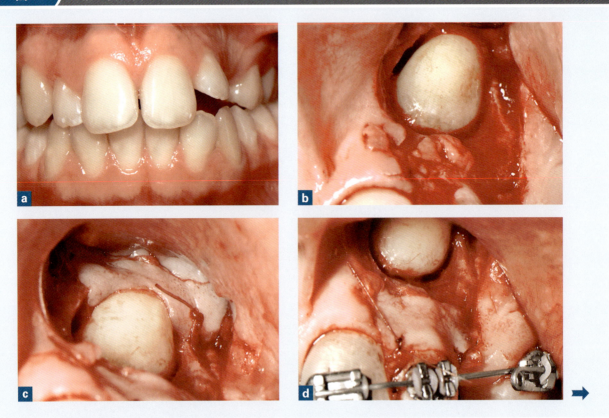

a：患者は思春期の女性．上顎左側犬歯が位置異常をともない，側切歯の歯根と重なる形で唇側に埋伏していた．
b：これに対し，上顎左側側切歯の唇側の歯肉を用いたAPF（歯肉弁根尖側移動術）で開窓を行った．
c：部分層弁を上方に寄せ，犬歯の歯冠の2/3が露出するような形で周囲の粘膜と縫合した．
d：側切歯部には，将来歯肉退縮が生じないよう歯肉移植を行った．

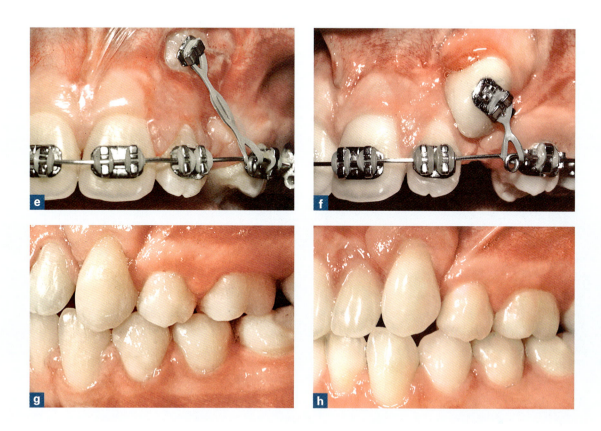

e〜g：粘膜の治癒後，徐々に犬歯は本来の位置へ移動し（e, f），矯正歯科治療終了時には，隣在歯や対合歯に対して良好な位置を占めるに至った（g）．この時点で犬歯部分の歯肉にはわずかな退縮がみられた．
h：矯正歯科治療終了後3年．犬歯には沈み込みが生じ，歯肉退縮に若干の悪化がみられた．

> **教訓** このタイプの埋伏歯の開窓には改良型APFを用いるべきである．そして矯正力を加える前に，数か月間自律的な萌出を待つ期間を設けるべきである．また，このように高い位置にある埋伏歯に対しては，矯正歯科治療後，ワイヤーとレジンで固定する形で安定化を図る必要がある．

図7-9 水平に埋伏した上顎右側中切歯に対してAPFで開窓を行ったものの後戻りのみられた症例

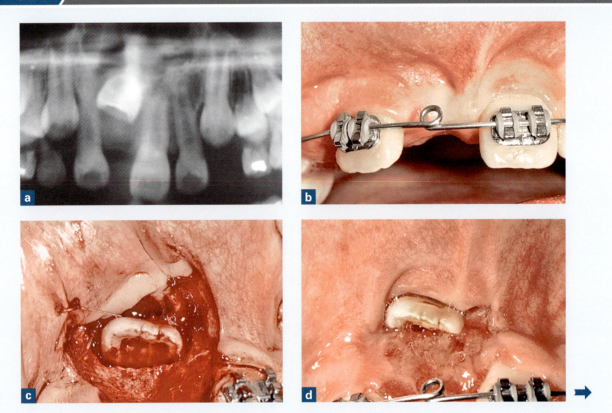

a：患者は8歳の女児．上顎右側中切歯が歯肉歯槽粘膜境より上方に水平位で埋伏していた．
b〜d：隣在歯に矯正用ブラケットを接着し，本来の上顎右側中切歯相当部に弁を挙上した．埋伏歯の歯冠を被覆している骨を除去し，歯冠の2/3が露出するよう上方で弁を縫合した（**d**）．

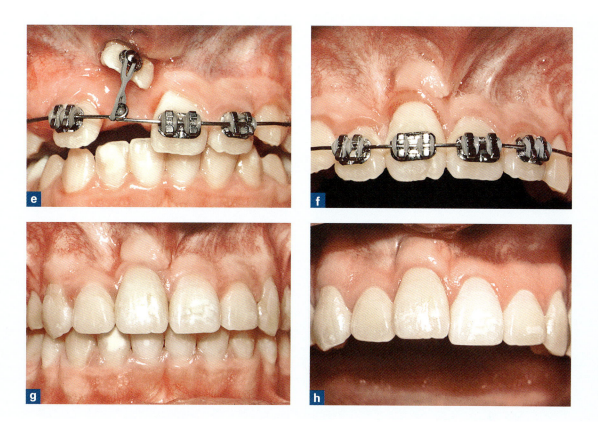

e：軟組織の治癒を待って，埋伏歯の萌出運動を開始させるべく矯正力を加えた．
f：最終的には上顎右側中切歯にもブラケットを接着して配列を整えた．
g：矯正歯科治療終了時．両側の上顎中切歯の切縁は同じ高さに揃ったものの，歯肉縁は左右差が見られたため，左側中切歯の歯肉に歯肉切除術を行うことで修正を図った．
h：しかし歯肉切除術から2年後，上顎右側中切歯の上方への沈み込みが見られた．

教訓 このタイプの埋伏に対しては，閉鎖誘導法を用いた開窓術を行うか，もしくは外科的な再植術の実施を考慮すべきである．

図7-10 埋伏した上顎左側中切歯に対する手術が不適切であったため歯肉退縮に至った症例

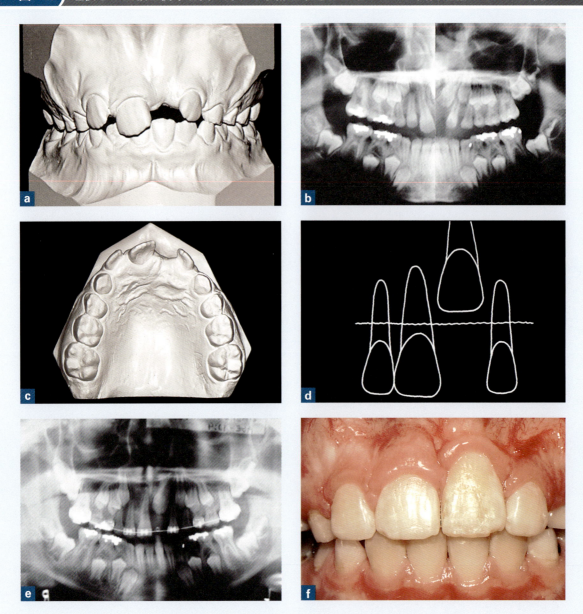

a〜d：患者は9歳の男児．上顎左側中切歯が歯槽骨の唇舌的中央付近で，かつ歯肉歯槽粘膜境より上方に埋伏していた．
e：萌出している切歯にブラケットを接着し，歯肉より上方の粘膜に開放型の開窓術を行って埋伏歯を露出させ，これを歯列内へ誘導した．
f：矯正歯科治療後の状態をみると，両側の上顎中切歯の臨床的歯冠の高さに大きな差が見られ，上顎左側中切歯の辺縁歯肉はフェストゥーンが目立つ状態であった．

教訓　このタイプの中切歯の埋伏に対しては，閉鎖誘導法を用いるべきである．

図7-11　唇側に埋伏した上顎左側犬歯に対して閉鎖誘導法で開窓を行った症例

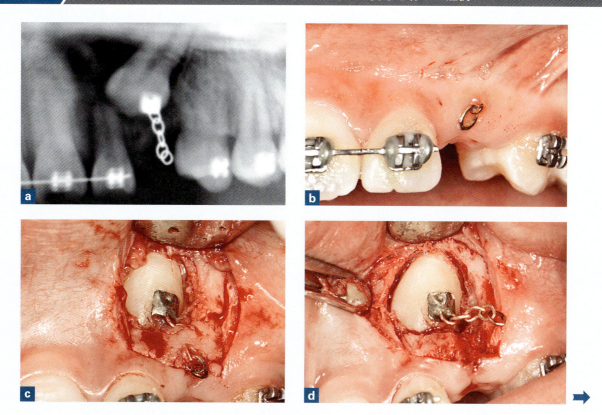

a, b：患者は思春期の女性．唇側に埋伏した上顎左側犬歯に対して，先に一度閉鎖誘導法で開窓が行われた例である．犬歯は若干下方へ移動する様子がみられたが，その後急に矯正力に反応しなくなった．
c：APFで再度開窓を行ったところ，チェーンを覆う形で歯槽骨が形成されていることがわかった．
d：そこでチェーンを覆う歯槽骨と，歯冠をさらに露出させるための歯槽骨の除去をあわせて行った．

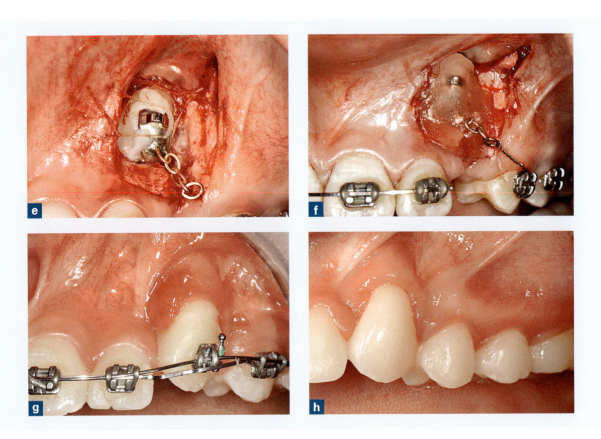

e, f：APFで歯冠を露出させた後，その表面を包帯材で覆った．
g, h：その結果，埋伏歯を良好な形で歯列内に誘導することができた．

> **教訓** 唇側に埋伏した犬歯の角度を考慮すると，改良型APFで開窓を行っていれば歯冠の露出はより容易であったと思われる．また，歯を移動させるための矯正歯科治療のメカニクスにおいても有利であったように思われる．さらに，側切歯の歯根吸収のリスクを低減させるうえでも有利だったはずである．

図7-12 唇側に転位して埋伏した下顎左側犬歯に歯肉退縮が生じた症例

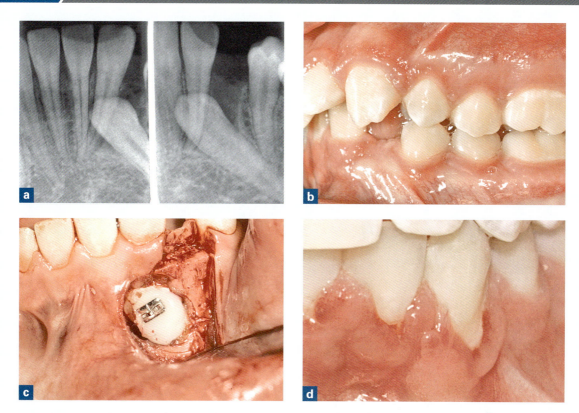

a, b：患者は思春期の男性．下顎左側犬歯が唇側に転位して下顎左側側切歯歯根と重なる形で埋伏していた．
c：歯を誘導すべき部位から弁を挙上し，歯冠を被覆している骨を除去して歯冠の2/3を露出させた．弁は根尖側に寄せて縫合した．
d：矯正歯科治療が終了した段階で，誘導された犬歯には歯肉の炎症と中等度の歯肉退縮がみられた．

教訓 歯肉退縮を起こすことなく，このタイプの埋伏歯を誘導することは容易ではない．場合によっては，この部位に前もって遊離歯肉移植術を行っておくことも考えられる．また歯肉退縮に対して結合組織移植を行うこともきわめて有効である．なお，現在このタイプの埋伏歯に改良型APFが試されているところで，歯肉退縮を最小限にとどめた形で自律的な萌出が起こるか確認中である．

7 合併症と後遺症

図7-13 開窓術と矯正歯科治療メカニクスのミスにより，上顎右側犬歯の移動が損なわれた症例

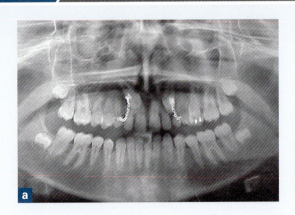
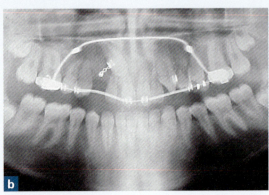

a：ある矯正歯科医から，筆者らのもとに症例相談の形でこれらの2枚のエックス線写真がeメールで送られてきた．
上顎犬歯は両側とも埋伏歯で，これに対して閉鎖誘導法で開窓術が行われた．
左側犬歯は，近遠心的には側切歯歯根と第一小臼歯歯根の間にあり，唇舌的には歯槽骨の中央にあった．
b：開窓術から12か月後，左側犬歯は矯正力が加えられ順調に下方へ誘導された．
しかし，もともと側切歯の唇側に位置していた右側犬歯には移動の様相がみられず，これが相談のポイントであった．
十分な矯正力が加えられていることは，上顎のアーチワイヤーに見られる歪みからも明らかである．
それにもかかわらず，右側犬歯には移動がみられなかった．

> **教訓** この位置異常をともなって唇側に埋伏した右側の犬歯に対しては，改良型APFを用いて開窓を行うべきであった．それから適切な矯正力を加えてやれば，この歯はそれに反応して容易に誘導され，固定源に負担をかけることもなかったはずである．

さくいん

※ページ数の後ろの「f」は図版を示す．

あ

アーチレングスディスクレパンシー 68f–69f, 69

アーチワイヤー 83f, 90

アタッチメント／ブラケット
　　―を用いた，埋伏した下顎犬歯の治療　108, 110
　　―を用いた，埋伏した上顎中切歯の治療　5

アタッチメントとエラスティックチェーンの，唇側に埋伏した上顎犬歯の開窓への応用　54f–56f

い

位置異常をともなう埋伏
　　―に対する矯正歯科治療　53–55
　　―のうち，唇側へ埋伏した上顎犬歯
　　　　―がある場合の側切歯歯根の傾きに対する考慮　68
　　　　―に対するAPF　40, 43, 53, 166f–167f
　　　　―にともなう後遺症　174f
　　　　―の開窓に向けた弁設計の変更　47, 48f–49f
　　―を呈する下顎犬歯
　　　　―の解説　106
　　　　―の歯肉退縮　173f
　　　　―の例解　108f–109f, 111f–112f
　　下顎第二小臼歯における―　122f–123f
　　上顎中切歯の歯根に乗り上げた―　62

え

エラスティックチェーン
　　―を用いた，口蓋側に埋伏した上顎犬歯の開窓術　83f–84f
　　歯の移動を促進するための―　128

か

開窓術
　　―の実施時期　165
　　口蓋側に埋伏した上顎犬歯に対する―
　　　　参照語 ➡口蓋側に埋伏した上顎犬歯―に対する矯正前開窓術
　　唇側に埋伏した上顎犬歯に対する―
　　　　参照語 ➡唇側に埋伏した上顎犬歯―に対する開窓術
　　埋伏した下顎犬歯に対する―
　　　　参照語 ➡埋伏した下顎犬歯―に対する開窓術

埋伏した上顎中切歯に対する―
　参照語 ➡ 埋伏した上顎中切歯―に対する開窓術
埋伏した小臼歯に対する―
　参照語 ➡ 埋伏した小臼歯―に対する開窓術

過剰歯
―が原因で埋伏した下顎犬歯　106f
―が原因で埋伏した上顎中切歯　2, 3f, 4, 4f, 12f
―の抜去　2, 4f
　自律的萌出を促すための―　2, 4f

合併症
　参照語 ➡ 後遺症

き

矯正歯科治療のメカニクス
―の重要性　165
唇側に埋伏した上顎犬歯に対する―
　―，歯の牽引方向　55
　―における困難な事項　57, 57f–61f, 60–62
　位置異常をともなう―　53–55, 54f–56f
　歯槽堤中央部の―　53
埋伏した小臼歯の誘導に用いる―　128, 131

く

クリート
―とチェーンを用いた，唇側に埋伏した上顎犬歯の開窓術　44f–46f, 64f
―を用いた，口蓋側に埋伏した上顎犬歯の開窓術　80f, 82

け

外科手術
唇側に埋伏した上顎犬歯の，―による治療
　―におけるバッカルオブジェクトルール　47, 48f
　―における術前のCBCT像撮影　47, 62, 63f–64f
　―前における歯の位置の把握　47

適切な―を選択することの重要性　165
埋伏した上顎中切歯の，―による開窓術, 再植術　20, 20f–22f

犬歯
　参照語 ➡ 唇側に埋伏した上顎犬歯, 下顎犬歯の埋伏, 口蓋側に埋伏した上顎犬歯

こ

後遺症
―の概要　157
―のうち, 骨欠損　157, 158f–160f
―のうち, 審美的障害　157
―のうち, 歯の喪失　157, 161f–164f
埋伏した上顎中切歯における―　170f

口蓋側に埋伏した上顎犬歯
―に対する矯正前開窓術
　―における軟組織の切除　77f–78f, 78
　―に対する懸念　95
　―に用いるエラスティックチェーン　83f–84f
　―の実施時期　100
　―の手技　78–94
　―の利点　94–95
　―を行った場合の審美的な結果　98
　成人における―　92f–93f, 94
　全層弁を用いた―　79, 81f–82f, 85f–91f
　弁の反転・挙上をともなう―　78–80, 79f–82f
―に対する閉鎖誘導法　75–77
―による歯根吸収　98f–101f, 101, 163f
―の骨性癒着　90, 94
―の自律的萌出　78, 94–95, 96f–97f
―の発現頻度　74
―の予防的処置　74
―を有する患者の紹介　74
矯正歯科治療のメカニクスの誤りにより骨欠損をきたし―158f, 160f
結紮に起因する―の喪失　161f, 162f
サービカルヘッドギアと―　74
成人における―　92f–93f, 94
切歯管付近の―　75f–76f

切歯根尖より上方で—— 90f–91f
単純型の——
　——に対する矯正前開窓法　77f–82f, 78–80
　——の自律的な萌出　78, 94
　——の定義　78
　——の例　77f–82f
　全層弁を用いた——の開窓術　79, 81f–82f, 85f–89f
　軟組織切除をともなう——の開窓術　77f–78f, 78
　弁の反転・挙上をともなう——の開窓術　79–80, 79f–82f
複雑型の——
　——の骨性癒着　90, 94
　——の定義　78
　エラスティックチェーンを用いた——の開窓法　83f–84f
　全層弁を用いた——の開窓法　89, 90f–91f

口蓋側に埋伏した上顎犬歯開窓のための軟組織の切除　77f–78f, 78

口蓋側に埋伏した上顎犬歯の結紮　161f, 162f

骨欠損　157, 158f–160f

骨性癒着
　口蓋側に埋伏した上顎犬歯と——　90, 94
　先行乳歯の——が原因で埋伏した小臼歯　132, 133f–134f

骨膜を含まない有茎弁　50, 51f–52f

さ

サービカルヘッドギア　74

し

歯牙腫　4

自家歯牙移植
　——のミスにともなう歯の喪失　164f
　——を用いた，埋伏した下顎第二小臼歯の治療　135, 136f–139f

歯原性嚢胞　4

歯根吸収
　口蓋側へ埋伏した上顎犬歯が原因で生じた——　98f–101f, 101, 163f
　唇側へ埋伏した上顎犬歯が原因で生じた——　41f–43f, 60f–61f, 62, 66
　閉鎖誘導法と——　75–77
　埋伏した小臼歯が原因で生じた——　125f–127f

歯槽頂切開　11, 17

歯槽頂の形成　135

歯槽堤中央部への埋伏
　——のうち，下顎犬歯　106–108, 106f
　——のうち，下顎第一大臼歯　145
　——のうち，唇側に埋伏した上顎犬歯
　　——に対する開窓術　50
　　——に対する矯正歯科治療　53
　　——に対するAPF　53

歯槽内埋伏（上顎中切歯）　4f

歯肉移植　65, 113

歯肉歯槽粘膜境　36f, 40

歯肉切除術
　——にともなう問題　23
　——を用いた，唇側に埋伏した上顎犬歯の開窓術　30, 31f–32f
　——を用いた，埋伏した上顎中切歯の開窓術　5, 6f, 23

歯肉退縮　65, 170f
　唇側に転位・埋伏した下顎左側犬歯の——　173f
　唇側に埋伏した上顎犬歯における——　166f–167f

歯肉弁根尖側移動術（APF）
　——に関連する問題　6, 24
　——を用いた，唇側に埋伏した上顎犬歯の開窓術　30, 33f–37f, 40, 43, 53, 63f–64f, 65, 166f–167f
　——を用いた，埋伏した下顎犬歯の開窓術　109, 110

―を用いた，埋伏した下顎第二大臼歯の開窓
　　　術　147–150
　　―を用いた，埋伏した上顎中切歯の開窓術　6,
　　　7f–10f, 23–24, 168f–169f
　　吸収性縫合糸を用いた―　37f

上顎犬歯
　　参照語➡唇側に埋伏した上顎犬歯，口蓋側に埋伏した
　　上顎犬歯

上顎犬歯の単純型口蓋側埋伏
　　―の矯正前開窓法　77f–82f, 78–82
　　―の自律的な萌出　78
　　―の定義　78
　　―の例　77f–82f
　　全層弁を用いた―の開窓術　79, 81f–82f, 85f–
　　　89f
　　軟組織切除をともなう―の開窓術　77f–78f,
　　　78
　　弁の反転・挙上をともなう―の開窓術　79–80,
　　　79f–82f

上顎小臼歯の埋伏　133f–134f

上顎側切歯のクロスバイト　33f–35f

上顎大臼歯の埋伏　153, 153f

唇側に埋伏した上顎犬歯
　　―がある場合の隣接側切歯に対する考慮　61
　　―における歯冠縁の不調和　67
　　―における歯根吸収　41f–43f, 60f–61f, 62, 66
　　―に関連する歯肉退縮　65
　　―に対する開窓術
　　　　―の後遺症　174f
　　　　―の選択　40
　　　　アタッチメントとエラスティックチェーン
　　　　　を用いた―　54f–56f
　　　　クリートとチェーンを用いた―　44f–46f,
　　　　　63f–64f
　　　　歯肉切除術を用いた―　30, 31f–32f
　　　　ピンを用いた―　38f–39f
　　　　閉鎖誘導法を用いた―　30, 38f–39f, 40,
　　　　　50, 62, 65, 171f–172f
　　　　APFを用いた―　30, 33f–37f, 40, 43,
　　　　　53, 63f–64f, 65, 166f–167f
　　―に対する矯正歯科治療のメカニクス
　　　　―，歯の牽引方向　55
　　　　―における困難な事項　57, 57f–61f, 60–62
　　　　位置異常をともなう―　53–55, 54f–56f
　　　　歯槽堤中央部の―　53
　　―に対する外科手術
　　　　―における術前のCBCT像診査　47, 62,
　　　　　63f–64f
　　　　―におけるバッカルオブジェクトルール
　　　　　47, 48f
　　　　―前における歯の位置の把握　47
　　―の後戻りと歯肉退縮　166f–167f
　　―の位置の把握　47, 48f–49f
　　―の移動
　　　　―か抜歯かの判定　68f–69f, 69
　　　　―障害　65–66, 174f
　　　　―をさせる方向　67
　　―の画像診断　62, 63f–64f
　　―の歯冠の位置
　　　　近遠心的な―　40
　　　　唇舌的な―　40
　　―の自然な改善　30
　　―の自然萌出　30, 48f–49f
　　―の審美性　65
　　―の抜歯　68f–69f, 69
　　―の発現頻度　30
　　―の病因　30
　　―の例解　31f–32f
　　―部の歯肉の量　40
　　―を移動させるための補助的な唇側弧線
　　　60, 60f–61f
　　―を移動させる方向　67
　　アーチレングスディスクレパンシーをともなっ
　　　て―　68f–69f, 69
　　位置異常をともなって―
　　　　―に対するAPF　40, 43, 53, 166f–167f
　　　　―における側切歯歯根の傾きに対する考慮
　　　　　68
　　　　―の開窓に向けた弁設計の変更　47, 48f–
　　　　　49f
　　　　―に対する矯正歯科治療　53–55
　　　　上顎中切歯の歯根に乗り上げた―　62

下方にあって位置異常をともなわず，かつ―　31f–32f, 50

歯槽堤中央部かつ上方にあって位置異常をともなわない―
　―に対する開窓術　50
　―に対する矯正歯科治療　53
　―に対するAPF　53

上方にあって位置異常をともなわず，かつ―　50, 51f–52f

水平的で―　50, 51f–52f

側切歯に近接した―　63f–64f

わずかに―　36f–37f

す

水平埋伏
　―した下顎犬歯　110, 111f–112f
　―した下顎第二小臼歯　118f
　―した上顎中切歯
　　―に対する外科的再植術　20, 20f–22f
　　―に対する閉鎖誘導法　18f–19f
　　―に対するAPF　7f–8f, 168f–169f
　　―の後戻り　168f–169f
　唇側へ―した上顎犬歯　50, 51f–52f

せ

正中歯　2

切歯
側切歯，上顎中切歯の埋伏

切歯管付近の口蓋側に埋伏した上顎犬歯　75f–76f

セメント-エナメル境（CEJ）　5, 50, 67

全層弁
　―の例解　63f–64f
　―を用いた，口蓋側に埋伏した上顎犬歯の開窓術　79, 81f–82f, 85f–91f, 89–90
　―を用いた，埋伏した小臼歯の開窓術　121

そ

早期診断　165

側切歯
　―の根尖付近唇側に埋伏した上顎犬歯　63f–64f
　―の配列　68–69

組織移植　113

た

第二小臼歯の埋伏
　参照語➡埋伏した下顎第二小臼歯

第二大臼歯の埋伏
　下顎―　147, 148f–152f
　上顎―　153f–154f

縦向きに埋伏した下顎犬歯　107–109, 108f–109f

ち

チェーンを用いた，埋伏した小臼歯の誘導　121–122, 124f

て

テンポラリーアンカレッジデバイス（TAD）　110

は

バッカルオブジェクトルール　47, 48f, 96f–97f

抜歯
　唇側に埋伏した上顎犬歯の―　68f–69f, 69
　埋伏した小臼歯の―　139

歯の喪失　157, 161f–164f

バリスタループ／バリスタスプリング　12f–13f, 23, 38f–39f, 53, 106f–107f, 108, 128, 131

ひ

ピン（唇側に埋伏した上顎犬歯の開窓に際して使用するピン）　38f–39f

へ

閉鎖誘導法
　—における歯への器具の取り付け方法　62
　—による歯根吸収の懸念　77
　—の解説　75
　—を用いた，口蓋側に埋伏した上顎犬歯の開窓術　75–77
　—を用いた，唇側に埋伏した上顎犬歯の開窓術　30, 38f–39f, 40, 50, 62, 65, 171f–172f
　—を用いた，埋伏した下顎犬歯の開窓術　106–107
　—を用いた，埋伏した上顎中切歯の開窓術　11–19, 12f–19f
　—を用いた，埋伏した小臼歯の開窓術　121–127, 122f–127f

閉鎖誘導法の際，歯に取り付ける器具　62

ふ

複雑型口蓋側埋伏を起こした上顎犬歯
　—の骨性癒着　90, 94
　—の定義　78
　エラスティックチェーンを用いた，—の開窓術　83f–84f
　全層弁を用いた—の開窓術　89, 90f–91f

部分層弁
　—を用いた下顎犬歯の開窓術　113f–114f

ま

埋伏した下顎犬歯
　—の位置異常
　　—における歯肉退縮　173f
　　—の解説　106
　—の例解　108f–109f, 111f–112f
　—の移動に用いるTAD　110
　—の原因としての過剰歯　106f
　—に対する組織移植　113
　—に対する開窓術
　　—としての閉鎖誘導法　106–107
　　—としてのAPF　109, 110
　　部分層弁を用いた—　113f–114f
　—へのアタッチメントの応用　108, 110
　近心に—　113f–114f
　歯槽堤中央部に—　106–108, 106f
　唇側に—
　　—の解説　106
　　位置異常にともなって—　108f–109f, 109
　　—における歯肉退縮　173f
　水平位で—　110, 111f–112f
　縦向きに—　107–109, 108f–109f

埋伏した下顎大臼歯
　—のうち，第一大臼歯　144f–146f, 145–147
　—のうち，第二大臼歯　147–150, 148f–152f

埋伏した下顎第二小臼歯
　—に対する開窓術　136f–139f
　—に対する自家歯牙移植　135, 136f–139f
　—の歯根の発育　135
　—の例解　118f–121f
　—への触診　118
　位置異常をともなって—　122f–123f
　舌側に—　122f–123f

埋伏した上顎中切歯
　—に対する開窓術
　　—としての外科的再植術　20, 20f–22f
　　—としての歯肉切除術　5, 6f, 23
　　—としての閉鎖誘導法　11–19, 12f–19f
　　—としてのAPF　6, 7f–10f, 23–24
　　—の問題点　23–24
　—に対する開窓術後の矯正歯科治療　23
　—に対する開窓術前の矯正歯科治療　5
　—のエックス線写真　17f
　—の原因である過剰歯　2, 3f, 4, 4f, 12f
　—の後遺症　170f
　—の高さ　17

―の病因　2, 3f, 4, 4f
　　―へのアタッチメントの使用　5
　　―への不適切な外科手術後の歯肉退縮　170f
　　位置異常をともなって唇側に―　62
　　水平位で―
　　　　―に対する外科的再植術　20, 20f–22f
　　　　―に対する閉鎖誘導法　18f–19f
　　　　―に対するAPF　7f–8f, 168f–169f
　　　　―の後戻り　168f–169f
　　唇側に―
　　　　―に対する開窓術としてのAPF　9f–10f
　　　　―に対する閉鎖誘導法　15f–16f

埋伏した小臼歯
　　―（下顎第二小臼歯）
　　　　―に対する開窓術　136f–139f
　　　　―に対する自家歯牙移植　135, 136f–139f
　　　　―の歯根の発育　135
　　　　―の触診　118
　　　　―の例解　118f–121f
　　　　位置異常をともなって―　122f–123f
　　　　舌側に―　122f–123f
　　―に対する自家歯牙移植　135, 136f–139f
　　―の位置のエックス線写真による把握　118, 119f
　　―の歯根の発育　135
　　―の自律的な萌出　132
　　―の抜歯　139
　　―の萌出
　　　　先行乳歯の骨性癒着にともなって―　132, 133f–134f
　　―の誘導に用いる歯科矯正メカニクス　128, 131–132
　　―に対する開窓術
　　　　―としての閉鎖誘導法　121–122, 122f–127f
　　　　全層弁を用いた―　121
　　　　チェーンを用いた―　121–122, 124f
　　　　―としての矯正前開窓法　128, 129f–130f
　　―による歯根吸収　125f–127f
　　口蓋側に―　118
　　歯槽堤中央部に―　118, 131
　　上顎の―　133f–134f

　　水平位で―　118f
　　舌側に―　131
　　ダウン症候群患者にみられた―　129f–130f

埋伏した大臼歯
　　―のうち，下顎大臼歯
　　　参照語埋伏した下顎大臼歯
　　―のうち，上顎大臼歯　153, 153f

ゆ

有茎弁
　　―による唇側に埋伏した上顎犬歯の開窓術　33f–35f
　　―を用いた上顎中切歯の開窓術　11, 12f–14f
　　―を用いた下顎犬歯の開窓術　113f–114f
　　骨膜を含まない―　50, 51f–52f
　　全層の―
　　　　―による，口蓋側に埋伏した上顎犬歯の開窓術　79, 81f–82f, 85f–91f, 89–90
　　　　―の例解　63f–64f
　　　　―を用いた小臼歯の開窓術　121

B

Barricaid® 光重合型透明歯周包帯材　45f, 49f, 58f, 64f, 80f, 82

C

CBCT画像，唇側に埋伏した上顎犬歯への応用例　47, 62, 63f

クインテッセンス出版の書籍・雑誌は，歯学書専用通販サイト『歯学書.COM』にてご購入いただけます．

PCからのアクセスは…
歯学書　検索

携帯電話からのアクセスは…
QRコードからモバイルサイトへ

埋伏歯 Impacted teeth
その矯正歯科治療と外科処置

2015年2月10日　第1版第1刷発行

著　　者	Vincent G. Kokich／David P. Mathews	
監　　訳	田井　規能（たい　きよし）	
発 行 人	佐々木　一高	
発 行 所	クインテッセンス出版株式会社	

東京都文京区本郷3丁目2番6号　〒113-0033
クイントハウスビル　電話（03）5842-2270（代表）
　　　　　　　　　　　　（03）5842-2272（営業部）
web page address　http://www.quint-j.co.jp/

印刷・製本　サン美術印刷株式会社

Ⓒ2015　クインテッセンス出版株式会社
Printed in Japan

禁無断転載・複写
落丁本・乱丁本はお取り替えします

ISBN978-4-7812-0418-5　C3047

定価はカバーに表示してあります